Silvina Tallis

Encefalopatía hepática mínima

Silvina Tallis

Encefalopatía hepática mínima

Alteraciones tempranas del sistema nervioso central en un modelo experimental

PUBLICIA

Impressum / Aviso legal
Bibliografische Information der Deutschen Nationalbibliothek: Die Deutsche Nationalbibliothek verzeichnet diese Publikation in der Deutschen Nationalbibliografie; detaillierte bibliografische Daten sind im Internet über http://dnb.d-nb.de abrufbar.

Información bibliográfica de la Deutsche Nationalbibliothek: La Deutsche Nationalbibliothek clasifica esta publicación en la Deutsche Nationalbibliografie; los datos bibliográficos detallados están disponibles en internet en http://dnb.d-nb.de.

Coverbild / Imagen de portada: www.ingimage.com

Verlag / Editorial:
PUBLICIA
ist ein Imprint der / es una marca de
OmniScriptum GmbH & Co. KG
Bahnhofstraße 28, 66111 Saarbrücken, Deutschland / Alemania
Email / Correo Electrónico: info@omniscriptum.com

Herstellung: siehe letzte Seite /
Publicado en: consulte la última página
ISBN: 978-3-8416-8132-4

Zugl. / Aprobado por: Buenos Aires, Universidad de Buenos Aires, Tesis Doctoral, 2014

INDICE

A mi papá y a mi mamá

Los resultados de la presente Tesis Doctoral han sido parcialmente publicados en los siguientes trabajos originales, editoriales, libros y capítulos de libros:

- Changes in CNS cells in hyperammonemic portal hypertensive rats. **Tallis S**, Caltana LR, Souto PA, Delfante AE, Lago NR, Brusco A, Perazzo JC. J Neurochem. 2014 Feb; 128(3).
- Hepatic encephalopathy: An approach to its multiple pathophysiological features. Juan Carlos Perazzo, **Silvina Tallis**, Amalia Delfante, Pablo Andrés Souto, Abraham Lemberg, Francisco Xavier Eizayaga, Salvador Romay. World J Hepatol 2012 March 27; 4(3): 50-65. ISSN 1948-5182.
- Encefalopatía Hepática, Editores: **S. Tallis**, FX Eizayaga, P Souto, S Romay, N Lago, JC Perazzo. 2012. Editorial, Verlag. AV Akademikerverlag GmbH & Co. KG, Deutschland. ISBN 978-3-659-04031-3.
- Role of Manganese as Mediator of Central Nervous System: Alteration in Experimental Portal Hypertension. Juan Pablo Prestifilippo, **Silvina Tallis**, Amalia Delfante, Pablo Souto, Juan Carlos Perazzo and Gabriela Beatriz Acosta. Portal Hypertension - Causes and Complications. ISBN: 978-953-51-0251-9. 2012.
- Mitochondrial dysfunction as a mediator of hippocampal apoptosis in a model of hepatic encephalopathy. Bustamante J, Lores-Arnaiz S, **Tallis S**, Roselló DM, Lago N, Lemberg A, Boveris A, Perazzo JC. Mol Cell Biochem. 2011 Aug; 354(1-2):231-40.
- Oxidative stress and hippocampus in a low-grade hepatic encephalopathy model: protective effects of curcumin. Roselló DM, Balestrasse K, Coll C, Coll S, **Tallis S**, Gurni A, Tomaro ML, Lemberg A, Perazzo JC. Hepatol Res. 2008; 38(11):1148-53.

Parte de la producción científica de la presente Tesis Doctoral ha sido distinguida como sobresaliente (10 puntos) en los simposios internacionales del programa "*International Master Program in Biomedical Science, IMBS*" dictados en Buenos Aires, Argentina y Friburgo, Alemania:

- Morphofunctional Changes in an Experimental Model of Minimal Hepatic Encephalopathy. 4rd IMBS Symposium. The Köhler-Milstein Conference. Buenos Aires, Argentina. 12/10/2011
- Neuroinflammation and Hyperammonemia. 3rd IMBS Symposium. The Köhler-Milstein Conference. Friburgo, Alemania. 27/10/2010

Estas presentaciones permitieron la obtención del título de "Magister Internacional en Ciencias Biomédicas de la Universidad de Buenos Aires".

Parte del diseño de los experimentos de cada objetivo planteado y de la producción científica de la presente Tesis Doctoral se ha llevado a cabo como colaboraciones en diferentes pasantías internacionales:

- Laboratorio de Envejecimiento y Neurodegeneración. Departamento de Farmacología, Facultad de Farmacia, Universidad de Barcelona. Director: Prof. Dr. Antonio Camins Espuny. Barcelona, España. Periodo: Septiembre-Diciembre de 2012
- Laboratorio de Neurobiología. Centro de Investigación Príncipe Felipe. Director: Dr. Vicente Felipo. Valencia, España. Periodo: Noviembre de 2010
- Grupo de Inmunidad Innata. Departamento de Neuropatología, Universidad de Friburgo. Director: Prof. MD. Marco Prinz. Friburgo, Alemania. Periodo: Junio-Octubre de 2010

PRÓLOGO

La relación entre el hígado y la función mental es conocida desde la antigüedad. Los pueblos de Babilonia (2000 a.C.) atribuían poderes de augurio y divinidad al hígado, la cual denominaban "alma" o "humor". En la medicina de la antigua China (Neiching, 1000 a.C.) el hígado fue considerado un almacén de sangre conteniendo el alma.

Los cambios en el comportamiento y las alteraciones en el estado de consciencia en los pacientes con enfermedad hepática crónica fueron reconocidos desde la época de Hipócrates (460 a.C.). En su libro "La Enfermedad Sagrada" describe, "eso que es malo y es causado por la flema es tranquilo, pero eso que es causado por la bilis es vocifero, vicioso y no puede mantenerte tranquilo". Hipócrates describía un paciente con hepatitis como aquel que "ladraba como perro y no podía decir cosas que pudieran ser comprendidas".

Sir Andrew Aguecheek, uno de los protagonistas de la comedia "*Twelfth Night*" ("Noche de Reyes") de William Shakespeare (1564-1616), es un caballero alcohólico con demencia crónica e intolerancia a las proteínas. Este personaje fue considerado una de las descripciones más modernas de la Encefalopatía Hepática de los últimos 400 años. Tal es así que siglos más tarde del Dr. William Summerskill lo publicó en las prestigiosas revistas Lancet y Gut como "Enfermedad de Aguecheek". Sir Andrew parece una persona superficial, estúpida, cobarde y con poco tacto que exhibe fluctuaciones en su personalidad. Sir Andrew reflexiona sobre sí mismo con estas palabras, "algunas veces llego a pensar que tengo menos talento que un cristiano o un hombre ordinario. Es que soy un gran devorador de carnes y esto me afecta al ingenio" (Escena III, Acto Primero. Shakespeare, 1602).

En el siglo XI, los anglosajones fueron quienes reconocieron la intolerancia a la carne asociada a la cirrosis. Pero para los hepatólogos contemporáneos los escritos de Frerichs en el siglo XIX sobre las alteraciones mentales producidas en la enfermedad hepática son los primeros hallazgos científicos modernos de esta patología (Frerichs, 1860). Posteriormente a comienzos de la década del 50´ del siglo XX, Adams y Foley (1949 y 1953) y Walshe (1951) publicaron las primeras observaciones clínicas de los desordenes neurológicos asociados a la disfunción hepática, donde incluyeron estudios bioquímicos asociados al metabolismo del glutamato, electrofisiológicos y cambios morfológicos en las células astrocitarias cerebrales descripto por microscopía óptica.

Adams y Foley también fueron los primeros en describir el *flapping tremor* o asterixis, signo característico, pero no patognomónico de la Encefalopatía Hepática. Walshe fue el primero en sugerir una distinción entre las alteraciones mentales producidas por la insuficiencia hepática aguda (manía, delirio y convulsiones) y la cirrosis (confusión, letargo, estupor y coma).

La importancia del sistema venoso portal en el desarrollo de la Encefalopatía Hepática en pacientes con cirrosis fue descripta por la Dra. Sheila Sherlock en el año 1954. En sólo 5 páginas describe minuciosamente estudios neurológicos y de hemodinamia portal realizados en 18 pacientes cirróticos. Su conclusión más relevante es que "existe una toxina nitrogenada, el amonio, que proviene del intestino que podría llegar a circulación general ya que el hígado está afectado y no puede metabolizarla y/o pasan directamente por la existencia de colaterales ante la presencia de la hipertensión portal". Debido a esto la llamó Encefalopatía Hepática porto-sistémica.

La Encefalopatía Hepática porto-sistémica pasó por distintas denominaciones basadas en su factor desencadenante; por ejemplo, intoxicación proteica, intoxicación por carne, intoxicación por leche, queso y pescado hasta la intoxicación por fondue, dependiendo del gusto gastronómico del paciente. Debido a esto el Dr. Reuben ironiza esta situación diciendo, "uno podría imaginar cómo se llamarían en forma coloquial estos términos si los trasladamos al año 2000: Ataque cerebral por Big Mac, Rabieta por Tacos o Apoplejía por Pizza; si bien expertos nutricionistas pondrían en duda el contenido proteico de dichos alimentos" (Reuben, 2002).

El síndrome de la Encefalopatía Hepática es difícil de sintetizar en una entidad. En la actualidad se sabe que la Encefalopatía Hepática porto-sistémica es un síndrome multifactorial que se caracteriza por niveles elevados de amonio plasmático y de otras toxinas intestinales no depuradas por el hígado, donde existe una disminución del metabolismo energético cerebral, con disminución de neurotransmisores excitatorios y aumento de la neuroinhibición.

Las personas que han aportado importantes adelantos en el estudio de la patogenia de la Encefalopatía Hepática porto-sistémica son el Dr. Roger Butterworth (Universidad de Montreal, Quebec, Canadá) y el Dr. Andrés Blei (argentino; Universidad de Northwestern, Chicago, USA) en la participación del amonio en el desarrollo del edema cerebral y la alteración de la neurotransmisión, el Dr. Michael Norenberg (Universidad de Medicina de Miami, Florida, USA) con sus estudios en células astrocitarias, el Dr. Vicente Felipo (Centro de Investigación Príncipe Felipe (CIPF), Valencia, España) con estudios de neurotransmisión y el Dr. Roberto Groszmann (argentino; Universidad de Medicina de Yale, West Haven, USA) con sus trabajos de hemodinamia portal.

Esta Tesis Doctoral no pretende la genialidad literaria de William Shakespeare, ni revolucionar el mundo de la hepatología, como lo hizo en los años 50´ la Dra. Sheila Sherlock; el motivo del presente trabajo es la posibilidad de aportar un enfoque observacional y una nueva visión a la patogenia de la Encefalopatía Hepática porto-sistémica a partir del estudio y la comprensión de la Encefalopatía Hepática Mínima.

RESUMEN

El término insuficiencia hepática, independientemente de su etiología, se define como la claudicación en las funciones del hígado que resulta en un amplio espectro de alteraciones clínicas, bioquímicas y neurofisiológicas. La enfermedad hepática puede presentarse de forma aguda o crónica. La etapa crónica, y con menor frecuencia la aguda, tiene como complicaciones de mayor importancia el síndrome de Hipertensión Portal y la Encefalopatía Hepática.

La Encefalopatía Hepática es un cuadro clínico sobre el cual la ciencia médica ha tenido menos control que sobre otras patologías que surgen como complicaciones de la cirrosis hepática. Se define a la Encefalopatía Hepática como un síndrome potencialmente reversible que se manifiesta por un amplio espectro de alteraciones en la conciencia, que pueden ir desde sutiles cambios en el comportamiento hasta el coma profundo y la muerte. Este síndrome neuropsiquiátrico es secundario a una disfunción hepatocelular, al desarrollo de circuitos porto-sistémicos o a una combinación de ambos. El cuadro clínico es complejo y puede afectar a cualquier área cerebral. La alteración es una reacción mental orgánica con un trastorno neurológico y psiquiátrico. Un hallazgo importante es la variabilidad, especialmente en las formas crónicas. Los hallazgos dependen de la naturaleza e intensidad de los factores etiológicos y predisponentes. Actualmente, se considera a la Encefalopatía Hepática un gran desafío intelectual en los diferentes campos de la medicina debido a su cuadro clínico variado, a su fisiopatología compleja, a la multiplicidad de factores precipitantes, a la carencia de un fenómeno causal único, así como también debido a la falta de estudios complementarios confirmatorios y diagnósticos.

La Encefalopatía Hepática Mínima es un estadio subclínico que presenta un desarrollo fisiopatológico crónico asociado a un proceso adaptativo cerebral. El estudio exhaustivo de la Encefalopatía Hepática Mínima es una herramienta de gran utilidad para identificar las vías que inician o desencadenan los mecanismos fisiopatológicos que posteriormente se interrelacionan en los estadios avanzados. Una vez disparada esta interrelación se establece una condición muy compleja que dificulta el poder dilucidar cuál ha sido el mecanismo o su vía iniciadora.

La presente Tesis Doctoral tuvo como objetivo principal estudiar las alteraciones tempranas del Sistema Nervioso Central en un modelo experimental de Hipertensión Portal Prehepática y caracterizar la Encefalopatía Hepática Mínima inducida por la Ligadura Parcial de la Vena Porta, a partir de un estudio morfológico y funcional a nivel neuronal, astrocitario y vascular. Por primera vez, en esta Tesis, en un modelo experimental de Encefalopatía Hepática Mínima, se describen alteraciones estructurales y funcionales en el hipocampo y en la corteza cerebral de animales con de Hipertensión Portal Prehepática y Encefalopatía Hepática Mínima. A los 10 días de la cirugía, el grupo de animales con Encefalopatía Hepática Mínima inducida por la Ligadura Parcial de la Vena Porta cumple con las características principales de la Encefalopatía Hepática de tipo B asociada con derivaciones porto-sistémicas sin enfermedad hepatocelular intrínseca. Los hallazgos descriptos en esta Tesis Doctoral sugieren que en la Encefalopatía Hepática Mínima inducida por la Ligadura Parcial de la Vena Porta, existen alteraciones a nivel del Sistema Nervioso Central que son focales y diferenciales según la zona afectada y que se encuentran asociadas con la hiperamonemia moderada, característica principal de la Encefalopatía Hepática.

Comprender la patogénesis de la Encefalopatía Hepática Mínima proporcionaría un marco teórico que aportaría a la comprensión de la fisiopatología de la Encefalopatía Hepática con el fin de encontrar un marcador bioquímico precoz. Además aportaría en gran medida al desarrollo de terapéuticas adecuadas para su diagnóstico y tratamiento.

ABREVIATURAS

ADP: Adenosín Difosfato

ANMAT: Administración Nacional de Medicamentos, Alimentos y Tecnología Médica

ATP: Trifosfato de Adenosina

BHE: Barrera Hematoencefálica

BSA: Albúmina Sérica Bovina

Ca_2^+: Calcio

CHC: Carcinoma Hepatocelular

CICUAL: Comité Institucional de Cuidado y Uso de Animales de Experimentación

CONICET: Consejo Nacional de Investigaciones Científicas y Técnicas

DMS: *Diagnostic and Statistical Manual of Mental Disorders*

DOR: Densidad Optica Relativa

EEG: Electroencefalograma

Epo: Eritropoyetina

Epo-R: Receptor de Eritropoyetina

FFyB: Facultad de Farmacia y Bioquímica

FMED: Facultad de Medicina

FSC: Flujo Sanguíneo Cerebral

GABA: Acido Gama Amino Butírico

GD: Glutamato Deshidrogenasa

GFAP: Proteína Gliofibrilar Ácida

Gln: Glutamina

GLNasa: Glutaminasa

Glu: Glutamato

GS: Glutamina Sintetasa

HE: Encefalopatía Hepática

HIF: Factor de transcripción Inducible por Hipoxia

HPLC: Cromatografía Líquida de Alta Presión

IHQ: Inmunohistoquímica

-ir: inmunoreactividad

ISHEN: Sociedad Internacional para el estudio de la Encefalopatía Hepática y del metabolismo del Nitrógeno

K^{+}: Potasio

LANAIS-MIE: Laboratorio Nacional de Análisis y Servicios en Microscopía Electrónica

LCR: Líquido Cefalorraquídeo

MAP-2: Proteína Asociada a Microtúbulos 2

MAPKs: Proteínas Kinasas Activadas por Mitógenos

MET: Microscopía Electrónica de Transmisión

MHE: Encefalopatía Hepática Mínima

Mn_2^{+}: Manganeso

MOAR: Microscopía Óptica de Alta Resolución

MPT: Poro de Transición de permeabilidad Mitocondrial

NeuN: marcador Nuclear específico de Neuronas

Nf-200: Neurofilamentos de 200 kDa

NFkB: Factor Nuclear de transcripción NFkB

NH_4^{+}: Amonio

NOS: Especies Reactivas del Nitrógeno

PBS: Buffer Fosfato Salino

P-gp: Glicoproteína-P

PH: Hipertensión Portal

PPH: Hipertensión Portal Prehepática

PVL: Ligadura parcial de la Vena Porta

ROS: Especies Reactivas del Oxígeno

SHA: Síndromes Hiperamonémicos

Sham: Operación Simulada

SNC: Sistema Nervioso Central

TUNEL: *Terminal dUTP Nick End Labeling*

UBA: Universidad de Buenos Aires

VHB: Virus de la Hepatitis B

VHC: Virus de la Hepatitis C

WB: *Western Blotting*

$\Delta\Psi_m$: Potencial de la Membrana Interna Mitocondrial

INTRODUCCIÓN

La comprensión de la fisiopatología de una enfermedad proporciona las herramientas que permiten comprender el orígen de los síntomas y signos de la misma, así como también los fundamentos en que se basan las elecciones terapéuticas dirigidas a corregir una anormalidad funcional y sus consecuencias clínicas.

Insuficiencia Hepática

La insuficiencia hepática se define como la incapacidad del hígado de cumplir con sus funciones de forma transitoria o definitiva, en donde la capacidad funcional del hígado se encuentra reducida entre un 80 y 90%. El término insuficiencia hepática, independientemente de su etiología, se caracteriza por una claudicación en las funciones del hígado, que resulta en un amplio espectro de alteraciones clínicas, bioquímicas y neurofisiológicas. La insuficiencia es la evolución más grave de la enfermedad hepática y puede presentarse ya sea de forma aguda o crónica. La insuficiencia hepática aguda se caracteriza por una destrucción hepática masiva y súbita sin daño previo, mientras que la forma crónica es el punto final de un daño progresivo en una enfermedad hepática preexistente donde la destrucción es insidiosa o por episodios discretos y repetitivos de daño parenquimatoso.

La insuficiencia hepática crónica tiene como complicaciones más frecuentes y de mayor importancia el síndrome de Hipertensión Portal (PH) y la Encefalopatía Hepática (HE). Estas complicaciones afectan distintos estratos sociales, causando un alto número de consultas médicas y requiere un uso importante de recursos hospitalarios, emergencias médicas y/o cuidados intensivos.

Cirrosis hepática

La enfermedad hepática crónica se caracteriza por la presencia de cirrosis, donde la funcionalidad del hígado puede estar compensada o descompensada, en este último caso el hígado entra en insuficiencia.

La cirrosis se define anatómicamente como un proceso difuso con fibrosis, necrosis y formación de nódulos de regeneración. Este proceso es progresivo, irreversible y crónico. Las alteraciones en el parénquima hepático debido a la cirrosis dan lugar a un hígado que ofrece mayor resistencia al flujo sanguíneo y a un aumento en la presión al atravesar el espacio sinusoidal como consecuencia de la fibrosis que disminuye el calibre de los vasos intrahepáticos. Así la sangre se acumula en el lecho venoso portal dando lugar al desarrollo del síndrome de PH.

Por otro lado, la cirrosis es un factor de riesgo independiente para el desarrollo de carcinoma hepatocelular (CHC), es así que se la considera un estado premaligno cualquiera sea su etiología. Esto se debe a que la elevada tasa de regeneración hepática que antecede la fibrogénesis y el desarrollo de nódulos de regeneración, conlleva a un aumento en la expresión de citoquinas y factores de crecimiento hepáticos. Las mitosis repetidas promueven la carcinogénesis al aumentar la expresión de los oncogenes. El CHC se desarrolla habitualmente en el contexto de enfermedad hepática crónica que evoluciona a la insuficiencia (Sherlock y Dooley, 1996).

Las principales causas de cirrosis son el alcoholismo crónico y las hepatitis crónicas causadas por los virus B y C. Existen otras causas de lesión hepática crónica que pueden llevar al desarrollo de cirrosis como por ejemplo las hepatitis tóxicas, medicamentosas, metabólicas y las autoinmunes.

Alcohol

El hígado es el principal órgano involucrado en el metabolismo y detoxificación del alcohol, por eso está sujeto a su daño potencial. El daño puede ser por toxicidad directa o por compuestos tóxicos activos producidos durante su metabolismo. Cuando la hepatitis alcohólica se manifiesta de forma aguda es debido a una ingesta intensa y las manifestaciones pueden variar desde mínimas hasta una falla hepática fulminante o el coma alcohólico. Cuando se manifiesta de forma crónica evoluciona a la cirrosis hepática.

En base a la fuente de datos de la Organización Mundial de la Salud (OMS) publicada en el año 2014 en el "Informe Mundial de Situación sobre Alcohol y Salud", la ingesta crónica de alcohol es considerada la causa más frecuente de enfermedad hepática crónica en el mundo occidental. Entre el 40 y el 80% de las cirrosis hepáticas son de etiología alcohólica y entre el 20 y 30% de los alcoholistas crónicos desarrollan enfermedad hepática grave. Es así que en todo el mundo existe una correlación entre la magnitud del consumo de alcohol en la población y la muerte por cirrosis. Según datos publicados por el Ministerio de Salud Presidencia de la Nación de la Argentina en el año 2011, se estima que un 5,4% de todas las muertes en América en el año 2002 fueron atribuibles al alcoholismo crónico asociado con cirrosis hepática, en comparación con la cifra mundial de 3,7%, es decir, 68% más que el promedio mundial. Con respecto a la prevalencia del consumo excesivo de alcohol en algunos países de la región, Argentina se encuentra ubicada en tercer lugar.

Hepatitis virales

De los cinco tipos de virus de hepatitis existentes (A, B, C, D y E), se estima que el virus de la hepatitis B (VHB) y el virus de la hepatitis C (VHC) por si solos son responsables del 2,7% de muertes a nivel mundial. Se estima también que a nivel mundial el 57% de los casos de cirrosis hepática y el 78% de los casos de CHC son debidos a infecciones con VHB y VHC.

La hepatitis B constituye un importante problema de salud a nivel mundial y es el tipo más grave de hepatitis viral. Puede dar lugar tanto a un cuadro agudo como a una enfermedad crónica. En el estado portador crónico, conlleva un alto riesgo de muerte por cirrosis y CHC. La mayoría de los pacientes con CHC asociado a VHB mueren a los pocos meses del diagnóstico. En base a la fuente de datos de la Organización Mundial de la Salud (OMS) publicada en el "Programa Mundial contra la Hepatitis" en el año 2014, más de 240 millones de personas presentan hepatitis crónica y más de 780.000 personas mueren cada año como consecuencia de la hepatitis B por CHC o cirrosis.

El VHC puede causar hepatitis de tipo aguda o crónica, cuya gravedad varía entre una sintomatología leve que dura algunas semanas, y una enfermedad grave de por vida. Aproximadamente del 75% al 85% de los pacientes desarrollan hepatitis crónica con evolución a cirrosis, CHC e insuficiencia hepática. En base a la fuente de datos de la Organización Mundial de la Salud (OMS) publicada en el "Programa Mundial contra la

Hepatitis" en el año 2014, en todo el mundo hay entre 130 y 150 millones de personas infectadas con el VHC y entre 300.000 y 500.000 personas mueren anualmente por enfermedades hepáticas relacionadas con la hepatitis C. Aproximadamente ente el 55-85% de las personas infectadas con el VHC desarrollan hepatitis crónica asociada a cirrosis o CHC. Dado que la infección aguda con el VHC es generalmente asintomática, su diagnóstico precoz es muy infrecuente; las personas que desarrollan hepatitis C crónica pueden permanecer sin diagnóstico hasta que se haya producido un grave daño hepático.

SÍNDROME DE HIPERTENSIÓN PORTAL

El síndrome de PH como complicación de la cirrosis hepática conduce al desarrollo de venas colaterales y derivaciones porto-sistémicas que aumentan el gasto cardíaco y el flujo sanguíneo esplácnico, lo que resulta en un elevado flujo venoso portal y el establecimiento de PH persistente. Las complicaciones graves de esta patología pueden incluir la HE, la ascitis y el desarrollo de várices gastroesofágicas. Estas últimas son propensas al desgarraro y al sangrado, produciendo una hemorragia en el tracto-gastrointestinal. Después del primer episodio hemorrágico, la posibilidad de que se repita el mismo dentro del año es del 70% y la tasa de mortalidad atribuible a las hemorragias recurrentes se acerca al 30 % (Grace y col., 1998). El desarrollo de PH en pacientes con insuficiencia hepática crónica es un indicador de severidad, ya que induce hemorragia digestiva alta, que es la principal causa de muerte en pacientes con cirrosis (Bosch y col., 2003).

Definición

La PH es considerada una enfermedad sistémica y se define como la elevación persistente de la presión en la circulación portal mayor a 10 mmHg, dilatación de la vena porta mayor a 13 mm o un aumento en el gradiente de presión portal (diferencia entre la presión en la vena porta y la vena cava inferior) mayor a 7 mmHg (Kuntz y Kuntz, 2006; de Franchis, 2005).

Sistema Porta Hepático

El sistema venoso portal es el responsable de dirigir el flujo sanguíneo desde el tracto gastrointestinal hacia el hígado incluyendo toda la red venosa del tracto digestivo, páncreas, vesícula biliar y bazo incluyendo al hígado (*Figura 1*).

La vena porta está formada por la vena esplénica y las mesentéricas superior e inferior. Se divide en una rama derecha y una izquierda antes de ingresar en el hígado. Dentro del hígado, la vena porta se segmenta alimentando a los sinusoides hepáticos. Existe además la circulación correspondiente a la arteria hepática, que se mezcla en los sinusoides suministrando oxígeno a los hepatocitos. Esta mezcla se filtra y se acumula en una vena central que drena en la vena hepática y posteriormente en la vena cava inferior comunicando la circulación portal con la sistémica. De esta forma, la arteria hepática origina el 20% del suministro vascular del hígado, mientras que la vena porta 80% restante (Cichoz-Lach y col., 2008).

El flujo de sangre hacia el hígado es el único que recibe tanto sangre oxigenada, proveniente de la arteria hepática, como desoxigenada, proveniente de la vena porta. Como resultado, las presiones parciales de oxígeno y la presión de perfusión de sangre portal son más bajos que en otros órganos del cuerpo. La sangre circula desde las ramas de la vena porta hacia la vena suprahepática.

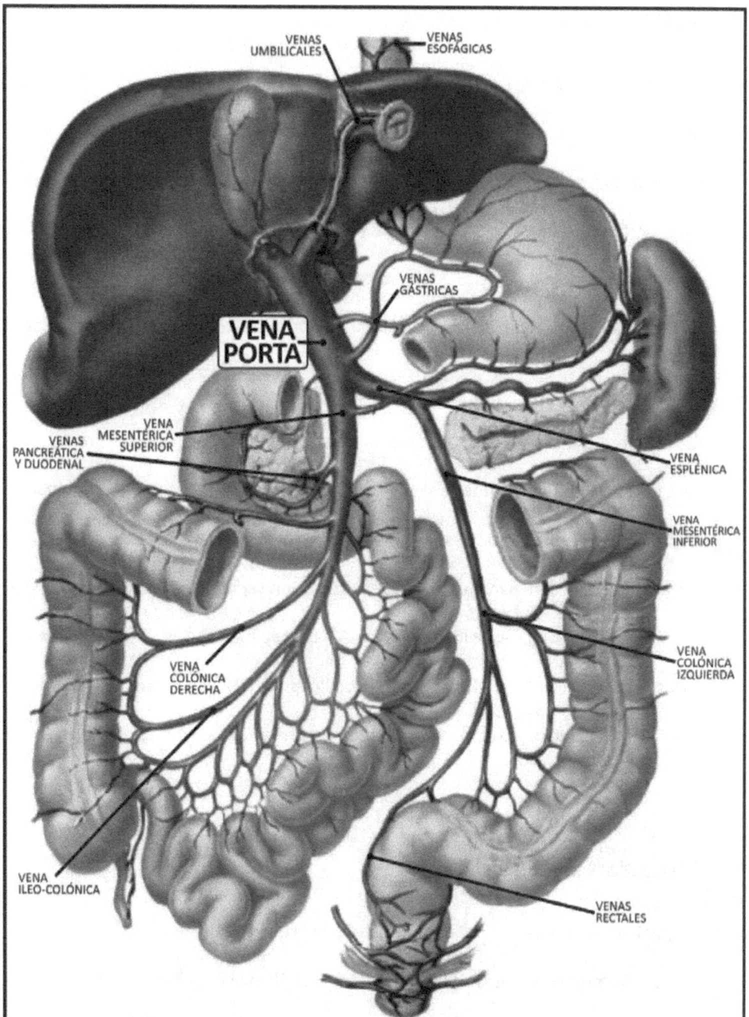

Figura 1: Sistema porta hepático humano. Modificado de "Pathophysiology of Portal Hypertension" (Cichoz-Lach y col., 2008).

Clasificación de la Hipertensión Portal

La PH se clasifica de acuerdo al área anatómica en la cual se produce el principal aumento en la resistencia vascular. Es decir, si el aumento de resistencia se encuentra previo al ingreso al hígado, entonces a la PH es prehepática, si se produce en el hígado se clasifica como intrahepática y si el aumento es posterior al hígado es poshepática. Cuando se osbtruye la circulación portal, ya sea intrahepática o poshepática, se desarrolla una marcada circulación colateral para poder transportar la sangre portal hacia las venas sistémicas.

La PH prehepática (PPH) es causada principalmente por alteraciones previas a la distribución intrahepática de la vena porta. Las principales causas son la trombosis obstructiva, la estenosis de la vena porta y la esplenomegalia masiva. La causa de PH intrahepática predominante es la cirrosis la cual representa la mayoría de los casos de PH. Por último, las principales causas de PH poshepática son la enfermedad veno-oclusiva, el síndrome de Budd-Chiari (trombosis de las venas suprahepáticas), la insuficiencia cardíaca derecha y la pericarditis constrictiva (Kumar y col., 2010).

Fisiopatología de la Hipertensión Portal

El gradiente de presión portal es el resultado de la interacción entre el flujo sanguíneo portal y la resistencia vascular que se opone a ese flujo. Esta relación se define por la ley de Ohm según la ecuación:

$$\Delta P = Q \times R$$

Donde *ΔP* es el gradiente de presión portal (diferencia entre la presión de la vena porta y la presión de la vena cava inferior), *Q* es el flujo de sangre de todo el sistema venoso portal (que en la PH incluye también las colaterales porto-sistémicas) y *R* es la resistencia vascular del sistema venoso portal entero. De esto se deduce que la presión portal puede aumentar debido a un aumento en el flujo sanguíneo portal, un aumento de la resistencia vascular, o una combinación de ambos. Sin embargo, está bien establecido que el factor principal que conduce a PH es un aumento de la resistencia del hígado al flujo sanguíneo portal producto de la cirrosis hepática (Witte y col., 1976; Kroeger y Groszmann, 1985; Sikuler y col., 1985).

El aumento de la resistencia y la retención de sangre en el sistema porta conducen a la formación de circulación colateral conectando directamente los vasos sanguíneos portales a la circulación general, sin pasar por el hígado. Debido a esto, las sustancias que normalmente son metabolizadas y eliminadas de la sangre por el hígado, pueden pasar directamente a circulación sistémica. La circulación colateral produce además, la dilatación de vasos embrionarios residuales siendo los más importantes los esofágicos, debido a la posibilidad de ruptura, produciendo una hemorragia digestiva alta. El aumento de la presión portal se acompaña además de alteraciones en la coagulación lo que empeora el cuadro hemorrágico (Eizayaga, 2012).

Sindrome de Circulación Hiperdinámica

La alteración hemodiámica principal es el aumento de la resistencia al flujo portal. Independientemente de la causa, la PH produce el desarrollo de colaterales que desvían la sangre portal hacia las venas sistémicas. A medida que la presión portal disminuye debido a las colaterales porto-sistémicas, la PH se mantiene mediante el aumento del flujo sanguíneo en el sistema portal, el cual se vuelve hiperdinámico. El síndrome circulatorio hiperdinámico conduce al aumento del flujo de sangre al sistema portal que contribuye a mantener o empeorar el cuadro de PH a pesar del desarrollo de colaterales porto-sistémicas. Este aumento del flujo se consigue mediante un aumento del gasto cardíaco y por vasodilatación esplácnica (Gupta y col., 1997; Cichoz-Lach y col., 2008).

El incremento del flujo se refiere al portal total (hepático más colateral), el flujo portal real que llega al hígado se encuentra disminuido. Es así que el síndrome de circulación hiperdinámica se caracterizada por una hipovolemia efectiva acompañada por una disminución de la presión arterial sistémica. La circulación portal hiperdinámica es parte de la vasodilatación generalizada de la insuficiencia hepática crónica (Sherlock y Dooley, 1996).

ENCEFALOPATÍA HEPÁTICA

En los pacientes que además de cirrosis hepática presentan el síndrome de PH, el riesgo de padecer al menos un episodio neuropsiquiátrico dentro de los primeros 5 años desde el diagnóstico de PH, es aproximadamente del 35%, es decir, 1 de cada 3 personas padecerá por lo menos un episodio de HE con una mortalidad entre el 30 y 80%, dependiendo de su gravedad (Poordad, 2007). Es así que el desarrollo de HE es un indicador de mal pronóstico en la enfermedad hepática (Ginés y col., 1987; Romay, 2012).

Definición

La Encefalopatía Hepática (HE) es un síndrome potencialmente reversible que se manifiesta por un amplio espectro de alteraciones en la conciencia, que pueden ir desde sutiles cambios en el comportamiento hasta el coma profundo y muerte. Este síndrome neuropsiquiátrico es secundario al aumento de sustancias tóxicas en sangre debido una disfunción hepatocelular, al desarrollo de circuitos porto-sistémicos o a una combinación de ambos (Butterworth y Vaquero, 2009).

Según el Manual Diagnóstico y Estadístico de los trastornos mentales (en inglés *Diagnostic and Statistical Manual of Mental Disorders*, DSM) de la Asociación Estadounidense de Psiquiatría, la HE corresponde a la clasificación de trastorno psicótico debido a una patología clínica.

Clasificación de la Encefalopatía Hepática

En el año 2002 un grupo de trabajo de la Organización Mundial de Gastroenerología propuso durante el 11vo Congreso Mundial de Gastroenterología una nueva clasificación de HE. Según la enfermedad hepática de base, se clasificó a la HE en porto-sistémica y HE asociada a insuficiencia hepática aguda (Ferenci y col., 2002). La HE porto-sistémica es la forma más común y se produce como consecuencia de una falla hepática crónica con desarrollo de colaterales porto-sistémicas y muy frecuentemente con cirrosis como patología de base. Neurológicamente la HE porto-sistémica es de instauración lenta iniciándose con anormalidades en el ciclo sueño/vigilia, continuando con disminución de la atención, incoordinación muscular, progresando hacia el letargo, ataxia, estupor, y en última instancia, el coma hepático. La HE asociada a insuficiencia hepática aguda es, por el contrario, de comienzo brusco a causa de un proceso inflamatorio con necrosis hepática severa. Los desordenes neurológicos progresan desde alteraciones del estado mental al coma en un término de horas o pocos días. Tiene una mortalidad mayor que la HE porto-sistémica ya que alrededor del 80% de los casos presentan edema cerebral que produce un aumento de la presión endocraneal con un alto riesgo de enclavamiento bulbar (Shawcross y Jalan, 2005).

En el año 2009, la Sociedad Internacional para el estudio de la Encefalopatía Hepática y del metabolismo del Nitrógeno (ISHEN) ha reclasificado la patología y propuesto tres tipos de HE (*Tabla 1*) teniendo en cuenta las características de sus manifestaciones neurológicas, sin dejar de reconocer una base patogénica común.

Tipo A	HE asociada a falla hepática aguda
Tipo B	HE asociada con derivaciones porto-sistémicas sin enfermedad hepatocelular intrínseca
Tipo C	HE asociada a cirrosis con desarrollo de PH y derivaciones porto-sistémicas

Tabla 1: Tomada de "ISHEN guidelines" (Butterworth y col., 2009)

Fisipatología de la Encefalopatía Hepática

Como consecuencia del desarrollo de colaterales porto-sistémicas, del puenteo vascular hepático, así como también de alteraciones en la citoarquitectura hepática, muchas sustancias provenientes del tracto gastrointestinal se encuentran elevadas en la circulación sistémica. Al aumentar su concentración, muchas de ellas pueden convertirse en sustancias neurotóxicas y adquirir la capacidad de causar alteraciones a nivel del Sistema Nervioso Central (SNC).

En la *Figura 2* se muestra un esquema simplificado del primer mecanismo propuesto para la encefalopatía porto-sistémica y su relación con el SNC descripta por la Dra. Sheila Sherlock en el año 1954 y publicado por Summerskill y col., en el año 1956.

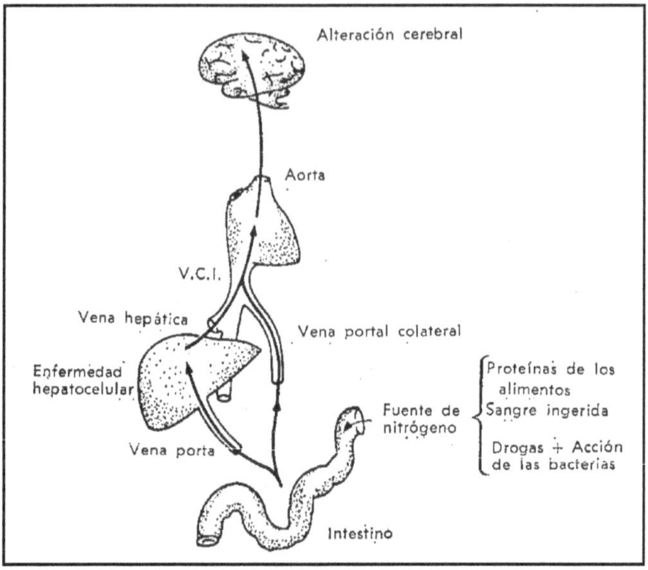

Figura 2: Mecanismo de la encefalopatía porto-sistémica. Tomado de "The neuropsychiatric syndrome associated with hepatic cirrhosis and an extensive portal collateral circulation". (Summerskill y col., 1956).

La fisiopatología de la HE es compleja y aún no se ha dilucidado totalmente debido a que su origen es multifactorial. Actualmente, se acepta que el amonio (NH_4^+) juega un rol principal en su patogénesis, aunque los mecanismos por los cuales ejerce su efecto tóxico no son totalmente claros.

Neuropatología de la Encefalopatía Hepática

La HE genera alteraciones del SNC e induce cambios histopatológicos siendo la zona más afectada el hipocampo, principalmente a nivel de la astroglia. De hecho, muchos investigadores consideran a la HE como una gliopatía primaria.

En la forma aguda se observa edema cerebral citotóxico, caracterizado por la vacuolización tanto del cuerpo como de los procesos astrocitarios (Norenberg, 1992). El edema intra-astrocítico puede ser tan severo que puede elevar la presión endocraneal y causar la muerte por herniación, siendo ésta la primera causa de mortalidad en pacientes con insuficiencia hepática aguda. De acuerdo con Ong la incidencia de herniación se puede correlacionar con los niveles de NH_4^+ en plasma (Ong y col., 2003).

A diferencia de la HE aguda, en la crónica presenta cambios histopatológicos característicos en la astroglia, como son los de astrocitos Alzheimer de tipo II, haciéndose más evidente su presencia en la etapa comatosa de la HE. Los astrocitos Alzheimer de tipo II, descriptos originariamente por Michael Norenberg en 1977, presentan núcleos pequeños, marginados con nucléolos prominentes y marginación de la cromatina. Asimismo, los astrocitos pueden presentar edema del citoplasma con densidad óptica disminuida (Norenberg, 1977). Experimentalmente, se evidenció a los astrocitos Alzheimer de tipo II en cultivos tratados con concentraciones milimolares de NH_4^+. Los cambios observados en los astrocitos sugieren deterioro en funciones astrocitarias clave, tales como el ingreso y metabolismo de NH_4^+, aminoácidos y de neurotransmisores (Norenberg, 1981).

Estadios Clínicos de la Encefalopatía Hepática

Los síntomas neurológicos se desarrollan con diferentes grados de intensidad y gravedad, por lo que es posible subdividir a la HE en estadios o etapas (*Figura 3*). Al ser un síndrome neuropsiquiátrico, los síntomas y signos que expresa se deben a una alteración difusa del SNC, pudiendo además coexistir con otra patología neurológica preexistente o concomitante, ligada o no al alcoholismo o a las causas de la HE. A su vez, comparte signos semiológicos con la hiperuremia, crisis mixedematosa, hipoglucemia, intoxicación y efectos adversos de fármacos, entre otros, indicando que ningún síntoma o signo puede ser calificado como patognomónico (Felipo, 2008; Kumar y col., 2010).

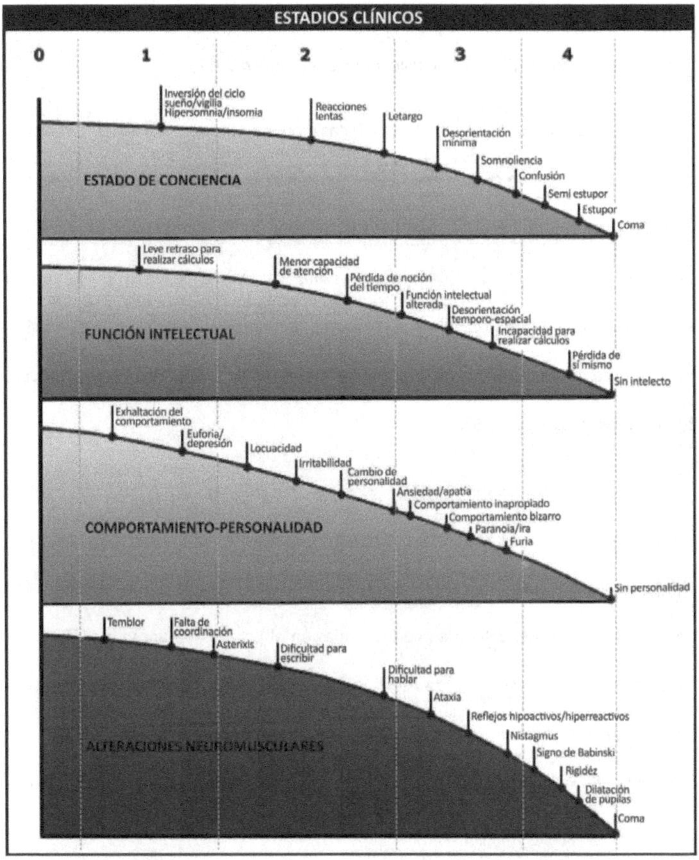

Figura 3: Estadios clínicos de la encefalopatía porto-sistémica. Modificado de "Actualización en Encefalopatía Hepática en Medicina Interna, 2010".

Se puede hacer una primera aproximación a las etapas clínicas dividiendo tres grandes campos en los cuales se expresa la HE: alteraciones neuromusculares, alteraciones de las funciones intelectuales reguladas por el hipocampo (incluyendo alteraciones en el estado de conciencia y cambios en la personalidad), y alteraciones en el electroencefalograma (EEG) y test psicométricos (Romay, 2012).

Las alteraciones neuromusculares son variadas y pueden predominar en los diferentes estadios de la HE. Al afectar diversas funciones motoras pueden expresarse como una afección piramidal (hipertonía, hiperreflexia, rigidez de descerebración, hipotonía y arreflexia), como una afección extrapiramidal compartiendo similitudes con la enfermedad de Parkinson (temblor o miniasterixis, asterixis, rigidez a la movilización pasiva), o como una afección mixta (Timmermann y col., 2002; Timmermann y col., 2003; Timmermann y col., 2005).

Las alteraciones intelectuales pueden afectar varias funciones. La memoria es la que se altera más tempranamente, en su comienzo es sutil y sólo puede ser detectada por test psicométricos pero a medida que el cuadro avanza, se agrava notoriamente. Los trastornos de atención colaboran con las fallas en el proceso de aprendizaje hasta el punto de perder la posibilidad de reconocer el entorno, llegando a la desorientación témporo-espacial y a la confusión. El síntoma precoz de afectación del nivel de conciencia, es la inversión del ritmo sueño-vigilia para luego agregarse somnolencia diurna y nocturna francas hasta llegar al estupor y finalmente al coma. También habría alteraciones en el ritmo circadiano, mientras que la inhibición del sistema activador reticular ascendente es la que le otorgaría gravedad al cuadro. Alteraciones en el humor como euforia, depresión e irritabilidad en la conducta de los pacientes es otra observación frecuente en la patología (Velissaris y col., 2008; Montagnese y col., 2010; Haas y Lin, 2012; Dyken y col., 2012; De Cruz y col., 2012).

A medida que el deterioro del nivel de conciencia se profundiza, se pueden observar cambios en el registro electroencefalográfico de los pacientes con HE. En un intento por mejorar la capacidad diagnóstica del EEG en la HE y ampliar su utilidad en estadios subclínicos, se han utilizado diversas técnicas de análisis computacional. Sin embargo, la correlación de estas técnicas con los diferentes grados encefalopatía es débil, siendo preferibles y de gran ayuda los test psicométricos (*Figura 4*).

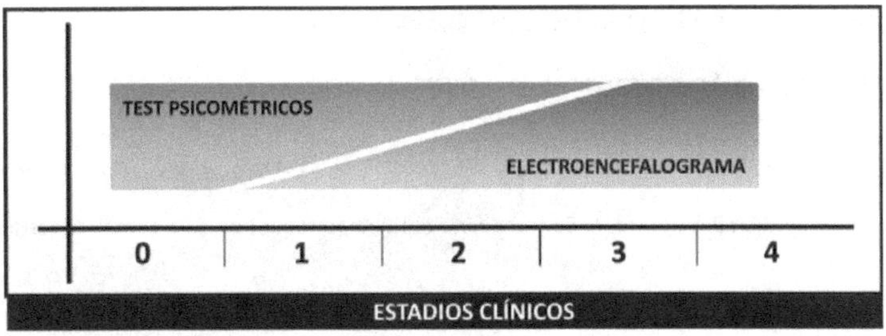

Figura 4: Utilidad de los test psicométricos y EEG según el estadio clínico de la HE. Modificado de "Interpretación Clínica, en Encefalopatía Hepática" (Romay, 2012).

Los test psicométricos son de gran utilidad en las etapas iniciales y caen en desuso en los estadios más avanzados debido a la imposibilidad de que los pacientes puedan realizarlos. La imposibilidad de realización de estas pruebas marca el profundo deterioro de las funciones que se quieren evaluar. Lo contrario sucede con el EEG, aunque en los estadios avanzados agrega poco valor a la identificación del cuadro, ya que los signos y síntomas presentes en estas circunstancias son evidentes. Existen pruebas psicométricas para estudiar déficits cognitivos. En la actualidad, y con el objetivo de mejorar la habilidad diagnóstica en los estadios iniciales de HE, se recomienda la aplicación de diferentes test para evaluar la concentración, la velocidad y el control visual-espacial en cada paciente. Estas pruebas neuropsicológicas deben estar adaptadas a las características culturales, la edad y educación de la población que está siendo evaluada. Cabe destacar que el 72% de los pacientes con alteraciones en los test psicométricos desarrollan HE asociada al coma y seguida de muerte (Schäfer y col., 1981; Brodersen y col., 2006; Weissenborn y col., 2001; Marchetti y col., 2011).

Uno de los test más utilizados es el "*Psychometric Hepatic Encephalopathy Score*" (PHES), que está conformado por cinco pruebas (*Figura 5)*:

-*Number Connection Test-A*: Se enseña al paciente a unir los círculos numerados en orden. Se toma nota del tiempo requerido para completar esta tarea.

-*Number Connection Test-B*: Se agrega la tarea de combinar los números con letras y ordenarlas alfabéticamente. Por ejemplo, 1-A, 2-B, 3-C.

-*Digit Symbol Test*: El paciente debe reemplazar un código en el que un dígito está representado por un símbolo. Luego, se toma nota del tiempo requerido para completar esta tarea.

-*Serial Dotting*: Consta de 10 filas de 10 círculos cada uno. Se toma nota del tiempo requerido para dibujar un punto en el centro de cada círculo. Se evalúa además de la rapidez, la precisión con la que completa la tarea.

-*Line Drawing*: Se le pide al paciente que trace una línea continua entre dos líneas sinuosas sin tocar sus bordes. Al igual que el *Serial Dotting*, evalúa rapidez y precisión.

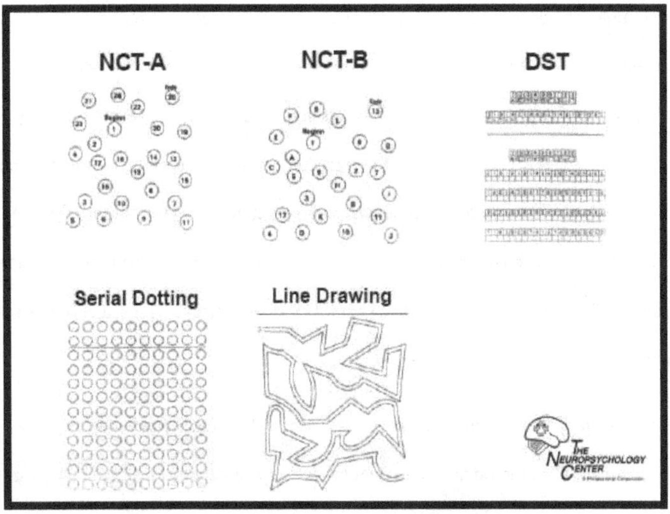

Figura 5: "Psychometric Hepatic Encephalopathy Score"

Otro elemento de utilidad para el diagnostico de la HE es la frecuencia critica de parpadeo (*critical flicker frecuency o flickering*) que deriva de la capacidad o la incapacidad del ojo para reconocer la alternancia entre luz y oscuridad; o sea, poder reconocer una luz titilante como tal. Esta capacidad tiene una frecuencia límite, por debajo de la cual el ojo es incapaz de reconocer dicha alternancia. Tal función ocular se encuentra alterada en la HE inclusive en su etapa inicial. En la actualidad, se encuentran en desarrollo diversos protocolos experimentales de análisis para validar su utilidad clínica (Butz y col., 2010; Lauridsen y col., 2011).

Existen además otros elementos de menor importancia pero característicos, tales como el "*faetor hepaticus*" o aliento hepático, olor característico aunque no siempre perceptible en los grados más avanzados de la enfermedad. Otros signos menos frecuentes son la presencia de hiponatremia secundaria a la sobreproducción de hormona antidiurética, la acidosis metabólica con frecuencia en las formas graves y de mal pronóstico, la insuficiencia renal en relación con el síndrome hepatorenal y, por último, diversos trastornos hormonales como diabetes mellitus, hipotiroidismo e insuficiencia suprarrenal. Estos elementos no pertenecen la enfermedad de base pero su incidencia son un factor que agrega confusión diagnóstica y complica el pronóstico (Ginés y col., 1998; Pasantes Morales y col., 2002).

Planteado de esta forma, queda en evidencia la precariedad, insuficiencia y ambigüedad de los métodos comúnmente empleados en el diagnóstico de HE, lo que lleva a la dificultad en los diagnósticos diferenciales con diversos cuadros neurológicos como psicosis, retardos leves, perturbaciones de la conducta o factores socio-culturales (Tallis, 1982).

ENCEFALOPATÍA HEPÁTICA MÍNIMA

"Aventuraría que el síndrome de disfunción cerebral mínima es un artefacto; que el diagnóstico de trastorno neurológico, trastorno perceptual o daño cerebral mínimo se hace frecuentemente por exclusión; por lo tanto, es un producto de nuestra propia ignorancia y de la falta de una sólida investigación descriptiva". (Haywood, 1966).

Esta cita resume la problemática de la HE Mínima (MHE), un cuadro de límites poco precisos, etiología discutida, diagnóstico no establecido y tratamiento que se insiste sea multidisciplinario pero que, en la práctica, aún no ha sido considerado suficientemente entre las distintas disciplinas. Esto es debido a que en el terreno de las funciones cerebrales superiores del ser humano (atención, percepción, conducta, pensamiento y aprendizaje) es más lo que falta por conocer que lo conocido (Tallis, 1982).

La MHE es un estadio inicial que puede presentarse en cualquiera de los diferentes tipos de HE. En los pacientes con cirrosis, la prevalencia de MHE puede variar del 30 al 84%. Esta gran variación se debe a los diferentes métodos utilizados para su diagnóstico y a las diversas definiciones de MHE (Quero y Schalm, 1996; Das y col., 2001; Montgomery y Bajaj, 2011). El 53% de los pacientes con cirrosis desarrollan MHE y el 30% de éstos presentan HE tipo C avanzada. Es así que el 84% de los pacientes con MHE desarrollan HE tipo C severa con frecuencia mayor a los que no presentan este estadio subclínico (Romero Gómez y col., 2001). La MHE fue descripta por primera vez en en un paciente con enfermedad hepática asociada a derivaciones porto-sistémicas que luego evolucionó a HE tipo B. En el caso de la HE tipo A, reconocer un estadio de MHE es difícil debido a la patogénesis de la falla hepática aguda.

La MHE, también denominada subclínica o de bajo grado, es un estadio inicial en pacientes con anormalidades sutiles que sólo pueden ser evaluadas y comprobadas por pruebas neuropsicométricas y/o pruebas neurofisiológicas. Sin embrago, no hay consenso en cuáles son las pruebas específicas que deben ser utilizadas para su diagnóstico. El término MHE se utiliza para identificar a los pacientes con falla hepática que presentan disfunción cerebral, sin preexistencia de alguna patología neurológica ni signos reconocibles en el examen clínico (Ferenci y col., 2002).

El diagnóstico de la MHE resulta de gran importancia clínica, ya que representa un cuadro que afecta sensiblemente la calidad de vida del paciente. La capacidad para realizar trabajos manuales, incluyendo el rendimiento psicomotor, la disminución en la atención y la mala memoria se encuentran alteradas en personas con MHE (Schomerus y col., 1981; Quero y col., 1995; Groeneweg y col., 1998; Prasad y col., 2007). La HE en cualquiera de sus expresiones, incluso la MHE, representa un cuadro de mal pronóstico de la enfermedad hepática. Es tal su importancia, que cuando un paciente manifiesta HE severa, el médico debería considerar el trasplante de hígado (Bustamante y col., 1999). De esta manera, la HE se convierte en un marcador de enfermedad hepática, especialmente entre los pacientes que presentan además un valor elevado de amonemia. Siguiendo con esta línea de pensamiento, la MHE podría considerarse un marcador precoz de la enfermedad. (Yen y Liaw, 1990; Hartmann y col., 2000; Romero Gómez y col., 2007).

Comprender la patogénesis de la MHE proporcionaría un marco teórico, aportaría en gran medida a su diagnóstico y al desarrollo e implementación de terapéuticas adecuadas. Además, permitiría identificar las vías que inician o desencadenan los mecanismos que posteriormente se interrelacionan en los estadios avanzados de la HE.

SÍNDROMES HIPERAMONÉMICOS

Los síndromes hiperamonémicos (SHA) pueden ser de tipo congénitos o adquiridos. En los primeros, la hiperamonemia es la principal alteración ya que están relacionados con desordenes de tipo hereditarios en el ciclo de la urea; mientras que en los adquiridos, la hiperamonemia es consecuencia de hepatopatías y/o a la existencia de puenteos o derivaciones porto-sistémicas.

SHA congénitos

Los niños con deficiencias congénitas de las enzimas involucradas en el ciclo de la urea manifiestan trastornos neurológicos severos asociados a valores de amonemia muy altos, 1 mM aproximadamente, los cuales incluyen crisis epilepticas, convulsiones y coma. Estos pacientes presentan una baja sobrevida y una alta incidencia de retraso mental y parálisis cerebral (Tuchman y col., 1996). Se han descripto alteraciones en distintas enzimas que participan en diferentes pasos del ciclo de la urea. El déficit hereditario más frecuente es el de la ornitina transcarbamilasa, una enzima de localización mitocondrial que cataliza la conversión de ornitina a citrulina. Otros SHA congénitos menos frecuentes involucran acidemias orgánicas debido a mutaciones en la β-cetotiolasa, propionil CoA carboxilasa o metilmalonil CoA mutasa (Msall y col., 1984).

SHA adquiridos

La insuficiencia hepática debida al alcoholismo, infecciones virales, intoxicaciones, enfermedades autoinmunes o metabólicas, llevan a la modificación en la citoarquitectura del hígado y/o del desarrollo de la circulación colateral. En consecuencia, se produce un aumento en la concentración plasmática de NH_4^+ y otras sustancias, como el manganeso, que normalmente son metabolizadas y eliminadas por vía hepática o biliar. En esas condiciones adquieren la capacidad de convertirse en sustancias neurotoxicas.

Los niveles de amonemia en pacientes con insuficiencia hepática aguda pueden elevarse hasta diez veces de su valor normal en sangre, mientras que en pacientes con insuficiencia hepática crónica oscilan entre dos a tres veces de aumento con respecto a los valores basales (Ong y col., 2003). El grado de neurotoxicidad del NH_4^+ depende de su concentración y del tiempo de exposición, entre otros factores. Es importante tener en cuenta que en la insuficiencia hepática crónica, cuando existe un daño en el parénquima hepático, además del NH_4^+ existe acumulación de otras toxinas, incluyendo el manganeso, mercaptanos y ácidos grasos de cadena corta; como también de factores inflamatorios y componentes vasoactivos producto de la destrucción de hepatocitos y otros tipos celulares, los cuales pueden tener efectos nocivos en la función del SNC (Zieve y col., 1974; Pomier Layrargues y col., 1995; Felipo y Butterworth, 2002).

NEUROBIOLOGÍA DEL AMONIO

En solución acuosa, el NH_4^+ puede encontrarse en equilibrio con su forma gaseosa NH_3 ($NH_3 + H^+ \leftrightarrow NH_4^+$) donde la relación NH_3/NH_4^+ es una función del pH y, como tal, se define por la ecuación de Henderson- Hasselbach:

$$\log_{10} [NH_3/NH_4^+] = pH - pKa$$

A 37°C, el pKa del NH_4^+ es de 9,15. En consecuencia, en condiciones fisiológicas, más del 98% está presente como un ácido débil (Bromberg y col., 1960).

Fisiológicamente, grandes cantidades de NH_4^+ llegan al sistema porta proveniente del metabolismo de proteínas en el tracto gastrointestinal. Sin embargo, los niveles de amonemia se mantienen en concentraciones bajas, entre 20 y 47 μmol/L (Mondzac y col., 1965), lo que ilustra la eficiencia con la que el hígado, a través del ciclo de la urea, elimina el NH_4^+ derivado del catabolismo proteico en el intestino. Asimismo, una pequeña proporción de NH_4^+ es metabolizado en músculo esquelético y en riñón (Felipo y Butterworth 2002).

El NH_4^+ alcanza el SNC principalmente por difusión y, en menor medida, por un sistema de transporte saturable. En la HE asociada a insuficiencia hepática crónica, la libre entrada de NH_4^+ se ve favorecida por un aumento en la permeabilidad de la barrera hematoencefálica (BHE). Una vez que ingresa al SNC, el NH_4^+ posee efectos directos sobre el pH, el potencial de membrana celular y el metabolismo cerebral. Debido a que el transporte por difusión a través de membranas es pH dependiente, un ambiente alcalino favorece la forma NH_3 no disociada, con propiedades químicas similares a las de un gas y libre acceso a través de membranas celulares y subcelulares. Sumado a esto, el NH_4^+ puede comportarse como ácido o como base, adquiriendo la capacidad de alterar el pH teniendo esto repercusión en las concentraciones intra y extracelulares de calcio (Ca_2^+). Otra de las características del NH_4^+, es que posee un radio iónico, un coeficiente de difusión y propiedades químicas similares a la del potasio (K^+), compite con los intercambiadores Na^+/K^+ ATPasa y H^+/K^+ ATPasa y con los co-transportadores $Na^+/K^+/Cl^-$ y K^+/Cl^-. De esta forma, concentraciones patológicas de NH_4^+ en el SNC afectan la homeostasis del K^+ impactando directamente sobre el potencial de membrana tanto en neuronas como en astrocitos (Moser, 1987; Aickin y col., 1982; Kelly y col., 2009; Bosoi y Rose, 2009).

Por otro lado, el NH_4^+ dentro del SNC es un importante sustrato en varias reacciones bioquímicas y es producto en otras. En consecuencia, un aumento del NH_4^+ estaría acompañado por alteraciones directas en el metabolismo cerebral y en la neurotransmisión.

En el SNC, la eliminación de NH_4^+ depende casi por completo de la formación de glutamina (Gln) a través de la glutamina sintetasa (GS), una enzima con localización predominantemente astrocitaria. Si bien no se considera a la Gln neurotóxica, su acumulación en los astrocitos se ha relacionado con el edema astrocitario (Norenberg, 1992). Otra enzima relevante en el metabolismo del NH_4^+ es la glutaminasa (GLNasa) la cual está ampliamente distribuida en el SNC. Se encuentra preferentemente en las terminaciones nerviosas de las neuronas glutamatérgicas, donde forma parte del ciclo glutamato-glutamina, en el que una molécula de NH_4^+, en forma de Gln, se transfiere desde el astrocito a la neurona para la síntesis del neurotransmisor excitatorio glutamato (Glu) (*Figura 6*). Ambas reacciones utilizan trifosfato de adenosina (ATP) como cofactor de la reacción lo que produce un desbalance energético.

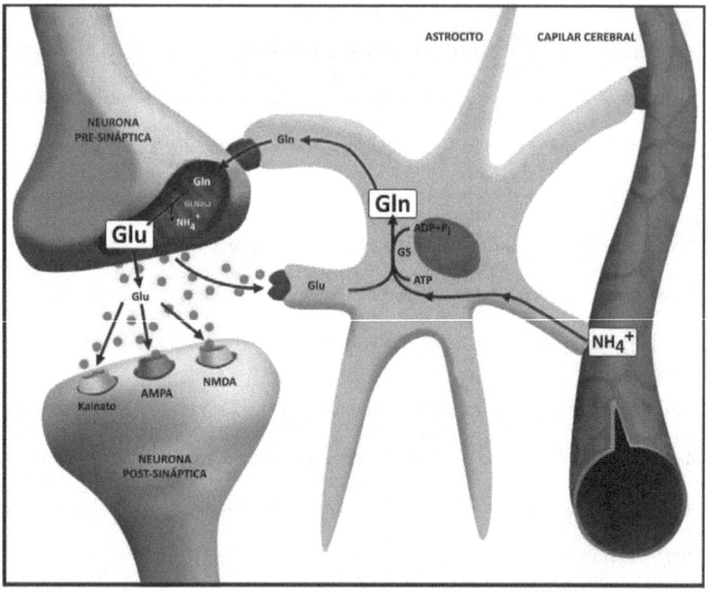

Figura 6: Ciclo Glutamato-Glutamina. Una molécula de NH_4^+, en forma de Gln, se transfiere desde el astrocito a la neurona para la síntesis de Glu. Modificado de "La Homeostasis de Nitrógeno en el Cerebro en Themdicalbiochemistrypage, 2014"

Una de las reacciones más importantes de formación de NH_4^+ involucra a la glutamato deshidrogenasa (GD), enzima encargada de catalizar la desaminación reversible de Glu en los astrocitos. Tanto en condiciones normales como hiperamonémicas, la GD es una de las principales productoras de NH_4^+; de esta manera, proporciona un mecanismo de eliminación del exceso de nitrógeno producto del catabolismo de aminoácidos (Cooper y col., 1985; Cooper y Plum, 1987)

NEUROTOXICIDAD MEDIADA POR AMONIO

Además de los efectos directos mencionados, el NH_4^+ ejerce otros efectos tóxicos por diversos mecanismos que involucran la participación de la BHE, el estrés oxidativo, la disfunción mitocondrial y la redistribución del flujo cerebral sanguíneo con alteraciones en el metabolismo bioenergético cerebral (*Figura 7*).

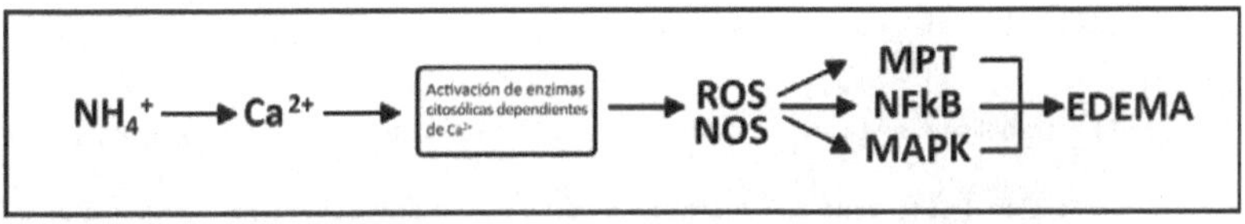

Figura 7: Mecanismos involucrados en la toxicidad mediada por NH_4^+. Modificado de "Signaling factors in the mechanism of ammonia neurotoxicity". (Norenberg y col., 2009). Especies reactivas del oxigeno (ROS) y del nitrógeno (NOS). Poro de transición de permeabilidad mitocondrial (MPT). Factor Nuclear kappaB (NFkB).Proteína kinasa activada por mitógenos (MAPK).

Alteraciones en la permeabilidad de la BHE

La BHE es una estructura funcional que protege al SNC de sustancias tóxicas, ya sean exógenas o endógenas. Se encuentra constituida principalmente por las células endoteliales unidas por uniones estrechas, los procesos o pies de los astrocitos y los pericitos. La BHE es altamente especializada y resulta de gran importancia en el mantenimiento de la homeostasis de las neuronas y las células de la glia.

En la HE existe una pérdida en la integridad de la BHE, acompañada por un aumento de su permeabilidad, lo que favorece la libre entrada de sustancias derivadas de la circulación sistémica con propiedades nocivas para el SNC, entre ellas, el NH_4^+. Cuando existe un daño en el parénquima hepático, aumentan en circulación tanto las sustancias neurotóxicas, como también los componentes inflamatorios, producto de la destrucción de hepatocitos y otros tipos celulares. Además, en el caso de enfermedad hepática crónica acompañada por PH, se produce un síndrome de disfunción endotelial que aumenta la liberación de componentes vasoactivos. Esta situación se agrava cuando se desarrollan derivaciones porto-sistémicas ya que, al puentear al hígado, estas sustancias también tendrán libre acceso a través de la BHE alterada, potenciando sus efectos deletéreos (Eizayaga y col., 2006).

El metabolismo energético cerebral depende de un correcto aporte de glucosa y a su utilización. Por lo tanto es importante resaltar que la disrupción de la integridad de la BHE tiene gran repercusión en el metabolismo energético ya que se afecta el transporte de glucosa al SNC.

Rol del estrés oxidativo en la patogénesis del la Encefalopatía Hepática

Se ha evidenciado, en diferentes modelos experimentales de hiperamonemia tanto *in-vivo* como *in-vitro*, la presencia de peroxidación lipidíca acompañada por un aumento en la formación de especies reactivas del oxigeno (ROS) y del nitrógeno (NOS) y una disminución de la actividad de enzimas antioxidantes tales como glutatión peroxidasa, superóxido dismutasa y catalasa. Se cree que estas alteraciones dependerían de la concentración de NH_4^+, ya que al tratar animales o cultivos celulares con NH_4^+ seguido de diferentes antioxidantes, se revierten estos efectos (Kosenko y col., 1997; Murthy y col., 2000; Murthy y col., 2001; Norenberg y col., 2004; Norenberg y col., 2007; Rosello y col., 2008).

El mecanismo preciso por el cual el NH_4^+ conduce a estrés oxidativo, y nitrosativo, no se conoce con exactitud. Sin embargo, se sabe que uno de los primeros acontecimientos que se produce es un aumento transitorio del Ca_2^+ intracelular ($[Ca_2^+]_i$), posiblemente debido a una alcalización inducida por NH_4^+. Uno de los mecanismos por los cuales el $[Ca_2^+]_i$ puede contribuir a la producción de ROS y NOS, es la activación de enzimas citosólicas dependientes de Ca_2^+, incluyendo la óxido nítrico sintasa constitutiva y la NADPH oxidasa, que generan óxido nítrico y superóxido, respectivamente (Norenberg y col., 2004; Rose y col., 2005). El estrés oxidativo, por medio de la producción de ROS y NOS, puede dar lugar a un daño directo sobre las membranas, tanto celulares como mitocondriales, resultando en una disfunción de la bioenergética celular (O´Connor y Costell, 1990; Kosenko y col., 1997; Gutierrez y col., 2006). Por otro lado, se ha demostrado que el estrés oxidativo inhibe en forma directa la cadena de transporte electrónico mitocondrial, además de tener impacto sobre la respiración celular, y en efecto, sobre la funcionalidad mitocondrial (Boer y col., 2009; Rama Rao y Norenberg, 2012).

Disfunción Mitocondrial

Una consecuencia importante del estrés oxidativo, es la inducción del poro de transición de permeabilidad mitocondrial (MPT), es por esto que se puede relacionar la presencia de ROS y NOS con la disfunción mitocondrial.

El MPT es una estructura que se forma en la mitocondria y que comunica la matriz mitocondrial con el citoplasma. Se han propuesto como componentes estructurales del MPT a tres proteínas: el canal aniónico sensible a potencial ubicado en la membrana externa mitocondrial, el transportador de nucleótidos de adenina en la membrana interna y la ciclofilina D en la matriz mitocondrial. Algunos autores proponen al receptor de benzodiazepina periférico, una proteína glial como componente del MPT en astrocitos y microglia (McEnery y col., 1992; Casellas y col., 2002).

La apertura del MPT genera un aumento en la permeabilidad de la membrana interna mitocondrial a protones, iones y pequeños solutos (< 1500 Da), resultando en un colapso del potencial de la membrana interna mitocondrial ($\Delta\Psi_m$). Como resultado de la apertura del poro se produce el movimiento de diferentes metabolitos a través de la membrana interna, seguido de edema de la matriz mitocondrial con pérdida de la densidad electrónica y fosforilación oxidativa ineficaz con cese en la síntesis de ATP. A su vez, la pérdida del $\Delta\Psi_m$, intensifica la producción de ROS y NOS, lo que agravan aún más la situación (Zoratti y Szabò, 1995; Bernardi y col., 1998). Un aumento en las concentraciones de Ca_2^+ mitocondrial como la presencia de ROS y NOS pueden dar lugar a la apertura del MPT. Las aperturas transitorias de este poro tienen como objetivo liberar el exceso de Ca_2^+ o ROS que se acumulan en la mitocondria, pero aperturas durante un periodo prolongado de tiempo pueden provocar la entrada masiva de agua a la mitocondria lo que llevaría a edema mitocondrial seguido de muerte celular (Norenberg y Rama Rao, 2007; Panickar et al., 2007).

Vía de las MAP Kinasas

Otra de las consecuencias del estrés oxidativo es la activación de proteínas kinasas activadas por mitógenos (MAPKs); esta activación se observó al tratar cultivos de astrocitos con concentraciones milimolares de NH_4^+ (Norenberg y col., 2007; Norenberg y col., 2009). Las MAPKs son un componente clave en las cascadas de señalización intracelular que controlan un número importante de respuestas a estímulos intracelulares. Las MAPKs mejor caracterizadas son las de la familia ERK, JNK, y p38-MAPK. Las MAPKs participan en diferentes respuestas celulares, entre ellas, la diferenciación celular, la proliferación, el estrés y la muerte celular (Pearson y col., 2001; English y Cobb, 2002).

Factor Nuclear kappaB

El estrés oxidativo, la activación de la vía de las MAPKs y la inducción del MPT podrían desencadenarse por el aumento NH_4^+. Por otro lado, estos factores tienen la capacidad de activar el factor nuclear de transcripción kappaB (NFkB) (Marchetti et al. 1996). NFkB es un factor de transcripción de respuesta rápida implicado en reacciones inmunes e inflamatorias. Ejerce su efecto, en gran medida, mediante la estimulación de la expresión de citoquinas, quimioquinas, moléculas de adhesión celular, factores de crecimiento e inmunoreceptores (Baldwin, 1996; Ahn y col 2007).

En los últimos años, hubo un creciente interés en el papel de la neuroinflamación, y en particular, la contribución de las citoquinas en la EH. Los astrocitos intervienen de forma activa en la inflamación ya que en ellos transcurre una fase esencial del proceso mediado por las citoquinas, quienes son capaces de activar al NFkB. De esta forma, es posible que el NH_4^+ pueda sensibilizar a los astrocitos a los efectos de las citoquinas y que estas induzcan una mayor activación del NFkB, provocando una exacerbación de los déficits neurológicos asociados con la EH (Sinke y col., 2008).

Alteraciones en el metabolismo energético

Existen alteraciones del metabolismo energético producto de la hiperamonemia tanto a nivel celular como sub-celular. En cultivos de astrocitos tratados con NH_4^+, la generación de ROS y NOS induce la apertura del MPT, produciendo el movimiento de diferentes metabolitos a través de la membrana interna mitocondrial. Esto lleva a la pérdida del gradiente iónico lo que provoca una fosforilación oxidativa ineficaz con cese en la síntesis de ATP. Asimismo, el NH_4^+ podría interferir en varios puntos en el metabolismo celular, incluyendo la glucólisis, el ciclo de Krebs y la fosforilación oxidativa (Rama Rao y Norenberg, 2001). Este déficit de ATP se potencia por la activación de intercambiadores ATPasa dependientes debido a que el NH_4^+, como se mencionó previamente, compite con el K^+ por sus transportadores. Esto tendría relación con el flujo sanguíneo cerebral (FSC) donde el NH_4^+ podría producir alteraciones en la función mitocondrial que alterarían, consecuentemente, al metabolismo energético cerebral (Felipo y Butterworth 2002).

La HE es una condición en la cual se altera el FSC correlacionándose su disminución con el empeoramiento el cuadro neuropsiquiátrico (Gjedde y col., 2010). En pacientes con cirrosis hepática y desarrollo de HE, el FSC presenta una redistribución caracterizada por una disminución del flujo en las estructuras corticales con un aumento concomitante a nivel sub-cortical. La utilización de glucosa cerebral, como medición del metabolismo cerebral, mostró un perfil coincidente con el de la redistribución del FSC (Ahl y col., 2004). Otro estudio realizado en pacientes con MHE, demostró una reducción del FSC a nivel del hipocampo, lo que estaría en concordancia con las alteraciones a nivel de memoria y concentración que presentaban las pruebas neurológicas realizados por estos pacientes (Watanabe, 1998).

NEUROTOXICIDAD MEDIADA POR MANGANESO

Durante los últimos años, se postuló que el manganeso (Mn) en su forma Mn_2^+, podría estar involucrado en la patogénesis de HE, ya que provoca cambios morfológicos y funcionales en astrocitos similares a los inducidos por el NH_4^+ (Krieger y col., 1995; Spahr y col., 1996; Butterworth, 2000). Su participación estaría relacionada con los estadios crónicos de la enfermedad; esto se basa en que pacientes con HE presentan muchas características clínicas asociadas y similar a la intoxicación por Mn_2^+, el manganismo.

El aumento de la concentración plasmática de Mn_2^+ se debe a una disminución en su excreción por vía biliar y al aumento de su disponibilidad debido a la derivación porto-sistémica existente en la patología hepática crónica (Spahr y col., 1996; Rose y col., 1999).

Al igual que en la neurotoxicidad mediada por NH_4^+, el Mn_2^+ tendría como célula blanco a los astrocitos, lo que hace que estas células sean más vulnerables a sus efectos deletéreos. Estudios *in-vitro* realizados en cultivos de astrocitos para estudiar los mecanismos de neurotoxicidad mediada por Mn_2^+ demostraron que éste es capaz de provocar estrés oxidativo y nitrosativo, despolarización de la membrana mitocondrial, disfunción mitocondrial con inducción del MPT y alteraciones del metabolismo energético (Rama Rao y col., 2005). Por otro lado, se han observado cambios histopatológicos asociados a las formas crónicas de HE y similares a los producidos por hiperamonemia, principalmente edema y presencia de astrocitos de Alzheimer tipo II (Hazell y col., 2006; Rama Rao y col., 2007). Se analizó además el efecto combinado del NH_4^+ y Mn_2^+ en cultivos de astrocitos evaluando la producción de ROS, el potencial de membrana mitocondrial, la liberación de lactato deshidrgenasa celular y la morfología de los astrocitos. Este estudio permitió proponer que los efectos aditivos y/o sinérgicos que ejercen estas neurotoxinas, serían los responsables de la degeneración astrocitaria característica de las formas crónicas de la HE (Jayakumar y col., 2004).

EL PAPEL DE LOS ASTROCITOS

El tejido nervioso está constituido por dos tipos celulares básicos: las neuronas y las células de la glia. Las células de la glia son menos diferenciadas que las neuronas y debido a esto, conservan gran capacidad mitótica. Entre otras funciones, son las encargadas de la reparación y regeneración de las lesiones del sistema nervioso.

Los astrocitos representan la mayor parte de las células de la glia en el SNC, ocupando entre el 25 y el 50% del volumen cerebral total. Forman parte de la macroglia junto con los oligodendrocitos, las células ependimarias y las células de la glia radial, mientras que los microgliocitos forman parte de la microglia. Los astrocitos superan ampliamente el número de neuronas en una proporción aproximada de 10 por cada neurona. Por su forma y ubicación, se clasifica a los astrocitos principalmente en protoplasmáticos, predominantes en la sustancia gris, y fibrosos, en la sustancia blanca (Ham y Cormack, 1986; Jones y Cowan, 1986).

Propiedades y funciones de los astrocitos

Los astrocitos son una población celular topográficamente heterogénea ya que varían en su morfología y función según el lugar de residencia en las áreas cerebrales (Kimelberg, 2010). Presentan numerosas funciones, entre ellas, forman parte de la BHE, y expresan distintos tipos de transportadores y canales moleculares en los pies chupadores, que les permite regular el acceso de las sustancias al SNC protegiendo así física y químicamente a las neuronas. Además, debido a su alta actividad metabólica, mantienen las condiciones homeostáticas de oxígeno y nutrientes y regulan la homeostasis de iones tales como K^+, Na^+, H^+ y Ca_2^+; de esta manera, osmoregulan el medio interno y el microambiente extracelular asegurando la neurotransmisión. Son el único tipo celular del tejido nervioso que almacena glucosa en forma de glucógeno. Regulan el crecimiento y desarrollo de los axones y dendritas, por medio de la síntesis y secreción de distintas proteínas con acción neurotrófica. También contribuyen a regular el FSC en función de la actividad neuronal, intervienen en la respuesta inflamatoria e inmune, detoxifican el exceso de metabolitos, drogas y hormonas y participan de la remoción de radicales libres y metales. Los astrocitos proveen de nutrientes y precursores de neurotransmisores a las neuronas, interviniendo en su metabolismo, como es el caso del Glu, o contribuyen a recaptarlos una vez finalizada su acción sináptica por medio de sistemas de recaptación de baja afinidad pero de alta capacidad, como en el caso de la dopamina, noradrenalina, serotonina o ácido gama amino butírico (GABA) (Kandel, 1991; Anderson y Nedergaard, 2003; Nedergaard y col., 2003; Fellin y Carmignoto, 2004).

La astroglía reactiva

Los astrocitos tienen la capacidad de modificar su morfología en respuesta a cambios producidos en las sinapsis de las células vecinas, es decir, presentan plasticidad astrocitaria ante la plasticidad neural o sináptica. Ante estímulos nocivos, los astrocitos pueden modificar su morfología y actividad metabólica. Al producirse un daño en el SNC, la glía presenta una serie de cambios morfofuncionales tales como hipertrofia e hiperplasia, lo que permite definirlos como astrocitos reactivos. La glía reactiva se caracteriza por presentar células de mayor tamaño que en su estado de reposo y por expresar mayor cantidad de filamentos intermedios (Ridet y col., 1997; Kimelberg, 2010; Middeldorp y Hol, 2011).

El ciclo glutamato-glutamina

El aumento de la concentración plasmática de NH_4^+ es considerado un estimulo nocivo para el SNC en general y para los astrocitos en particular. Esto se debe a que la astroglia juega un rol protagónico en su detoxificación y metabolismo.

Como se mencionó anteriormente, el exceso de NH_4^+ se elimina a través de la amidación reductiva del Glu en Gln mediante una reacción catalizada por la enzima GS con consumo de ATP. La GS tiene una localización predominante, sino exclusiva, astrocitaria y trabaja normalmente a su máxima capacidad. El Glu deriva casi exclusivamente del espacio extracelular, por lo que necesita un trasporte activo para su internalización en los astrocitos. Luego, la Gln generada puede ser liberada al espacio extracelular y difundir en el líquido cefalorraquídeo (LCR) o ser recaptada por las terminales neuronales donde se convierte nuevamente en Glu, mediante la acción de la enzima GLNasa. Este ciclo, denominado ciclo glutamato-glutamina, tiene como finalidad la detoxificación del NH_4^+, la remoción del exceso de Glu del espacio extracelular y la provisión de precursores a las neuronas para la síntesis de neurotransmisores, como el Glu y GABA (Martinez Hernandez y col., 1977; Cooper y col., 1985; Cooper y Plum, 1987; Norenberg, 1992; Brusilow y col., 2010).

Glutamina: La teoría del caballo de Troya

En los astrocitos, la Gln es el producto final de la detoxificación del NH_4^+ y, de esta forma, protege a las neuronas de su efecto tóxico. Sin embargo, estudios *in-vitro* han demostrado que la Gln también es capaz de ejercer efectos tóxicos directos en la astroglia, particularmente en las mitocondrias de los astrocitos.

La hipótesis propuesta originalmente en el año 2006 (Albrecht y Norenberg, 2006) y revisada en el año 2014 (Rama Rao y Norenberg, 2014) sostiene que la Gln dentro de los astrocitos actúa como un transportador silente de NH_4^+; de esta manera la Gln se convierte en un caballo de Troya en la patogénesis de la HE. Esta teoría sugiere que la presencia de NH_4^+ potencia la capacidad de la Gln para ingresar a la mitocondria por medio del transportador de histidina, localizado en la membrana interna mitocondrial. Una vez en la mitocondria, la Gln es hidrolizada por acción de la GLNasa, enzima intramitocondrial, siendo los productos de esta reacción Glu y NH_4^+. Así, la regeneración de NH_4^+ dentro de la mitocondria puede alcanzar niveles lo suficientemente elevados como para producir ROS y NOS, inducir la formación del MPT y llevar a la disfunción astrocitaria (*Figura 8*).

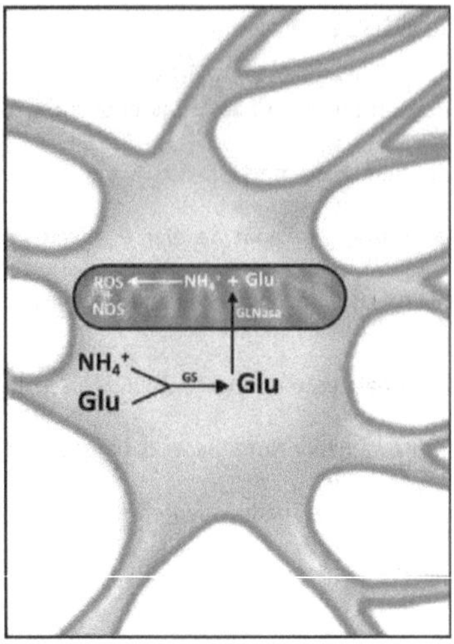

Figura 8: Teoría del Caballo de Troya. Modificado de Albrecht y Norenberg, 2006.

ALTERACIONES EN LA NEUROTRANSMISION

Todos los procesos neurológicos que se encuentran alterados en la HE, tales como memoria, aprendizaje, coordinación motora, estado de conciencia y ciclo sueño-vigilia, son el resultado de las alteraciones en los mecanismos de neurotransmisión, comunicación entre neuronas, interacción entre circuitos neuronales o interacción entre las neuronas con las células de la glía. Cualquier perturbación en alguno de estos mecanismos lleva a una neurotransmisión defectuosa. Es por esto que la HE es considerada como consecuencia de alteraciones en diferentes circuitos neuronales que involucran diferentes sistemas de neurotransmisión (Felipo, 2006; Rodrigo y col., 2010; Palomero Gallagher y Zilles, 2013). Es importante tener en cuenta que las alteraciones de los procesos neurológicos presentes en la HE, dependen del tiempo de exposición al NH_4^+, es decir, si la HE es aguda o crónica y de la concentración de NH_4^+ que se alcance en cada condición. Asimismo, el grado de compromiso del SNC depende si la HE está o no acompañada por daño hepático, del grado de alteración del parénquima, de la existencia de factores inflamatorios sistémicos que agraven el compromiso del SNC y además, si la HE está asociada al desarrollo de PH (Felipo, 2008).

De todos modos, la mayoría de los estudios realizados sobre neurotransmisión en la HE se centran principalmente en el sistema glutamatérgico y particularmente en el ciclo glutamato-glutamina.

MODELOS EXPERIMENTALES DE ENCEFALOPATIA HEPATICA

El uso de animales de experimentación resulta de gran importancia para el estudio de la mayoría de las enfermedades; la utilización de modelos animales ofrece la posibilidad de proponer una teoría concreta y poner a prueba un posible tratamiento para la patología en estudio.

En el caso de la HE, resulta difícil obtener un modelo experimental que pueda reproducir los aspectos de la patología en su totalidad. Esto se debe a que las hepatopatías presentan una etiología muy variada, tales como el alcoholismo, hepatitis virales, tóxicas, autoinmunes, entre otras. La causa de la enfermedad hepática es la que determinará la presencia de PH, el grado de derivaciones porto-sistémicas, el daño hepático, el compromiso con otros órganos, y de este modo, el tipo de HE que se desarrolle. La elección de un modelo experimental para estudiar la HE depende de las alteraciones específicas que se quieran abordar (Díaz Gómez y col., 2011). En el año 2009, la ISHEN desarrollo un programa para identificar los diferentes modelos de HE y caracterizar cada uno de ellos. Se resaltó la necesidad de desarrollar nuevos modelos para el estudio de la HE y para, además, mejorar el estudio y caracterización de los modelos ya propuestos y validados por esta Sociedad (Butterworth y col., 2009).

Para el caso de la HE de tipo A, los modelos mejor caracterizados son los de falla hepática aguda inducida por tóxicos y el modelo de desvascularización hepática. Ambos poseen grandes desventajas ya que los compuestos tóxicos son metabolizados principalmente en el hígado e involucran otros órganos que no son objeto de estudio (por ejemplo, cardiopatías inducidas por tóxicos). En el caso del modelo de desvascularización hepática, la principal desventaja es su alto índice de mortalidad de los animales de experimentación.

Para el estudio de la HE crónica, se utilizan modelos animales sometidos a procesos quirúrgicos tales como anastomosis porto-cava, ligadura del conducto biliar y la ligadura reglada o estonosis parcial de la vena porta. Estos modelos reproducen HE de tipo B.

Desafortunadamente, no existe un modelo adecuado para el estudio de la HE de tipo C como consecuencia de las etapas finales del alcoholismo o de hepatitis virales, siendo ambas las principales causas de cirrosis en pacientes con insuficiencia hepática crónica. Es así que muchas veces para estudiar la fisiopatología de la HE tipo C o las complicaciones a nivel del SNC de la enfermedad hepática crónica, se deben postular las hipótesis sobre un modelo de HE de tipo B.

Modelo experimental de la ligadura o estenosis parcial de la vena porta

El modelo de ligadura parcial de la vena porta (PVL) fue desarrollado en ratas en el año 1981 por Chojkier y Groszmann y ha sido ampliamente utilizado en el estudio de la fisiopatología de la PH (Chojkier y Groszmann, 1981). Resulta además un modelo de PPH de referencia (Vorobioff y col., 1983). Este modelo permite un estudio detallado de los cambios hemodinámicos y de los mecanismos moleculares involucrados en las alteraciones de la circulación esplácnica y sistémica presentes en la PH (Abraldes y col., 2006). Es un modelo fácil de realizar, es reproducible y económico. Una semana luego de la PVL, los animales desarrollan por completo el síndrome de PH con circulación hiperdinámica y presencia de derivaciones porto-cava. La PH es estable al menos 10 semanas luego de la cirugía (Wen y col., 2009).

Recientemente, la ISHEN ha validado al modelo de PVL como un modelo experimental de MHE. Sin embargo, no se encuentra aún caracterizada la relación de la PH con el SNC. Existe por lo tanto la necesidad de profundizar el estudio y caracterización del modelo de MHE inducido por la PLV a fin de esclarecer sus mecanismos fisiopatológicos. Este modelo permitiría estudiar el aporte de la PH y el rol del NH_4^+ a la HE independientemente de la falla hepática intrínseca. Además, permitiría estudiar a la MHE sobre un modelo *in-vivo*, el cual refleja de un modo más preciso el cuadro patológico de la PH, teniendo en cuenta no sólo el efecto del NH_4^+ sino también considerando otros factores intervinientes, la participación de la BHE y el efecto a nivel del SNC en los diferentes tipos celulares.

La presente Tesis Doctoral intenta ampliar el conocimiento de HE en su etapa subclínica mediante el estudio de la MHE en un modelo *in-vivo* de hiperamonemia producida por PH.

HIPOTESIS

En el desarrollo del marco teórico se describió el modelo de PVL remarcando que éste permite el estudio de la HE desarrollada en un modelo experimental sin patología hepatocelular intrínseca. Si bien se ha validado recientemente a la PVL como modelo experimental de MHE, aún no se ha caracterizado ni establecido la patogenia de la misma. Por otro lado, se destacó que históricamente se consideró a la HE como una gliopatía focalizando los estudios en modelos *in-vitro* y a nivel astrocitario sin considerar el estado general de la citoarquitectura del SNC. Teniendo en cuenta que este es un concepto reduccionista, ya que junto a los astrocitos, las neuronas y los vasos sanguíneos constituyen una unidad funcional crítica del SNC, se postula la siguiente hipótesis:

"La Encefalopatía Hepática Mínima inducida por la Ligadura parcial de la Vena Porta induce cambios morfológicos, funcionales y metabólicos en el Sistema Nervioso Central provocando alteraciones neuro-gliales"

OBJETIVOS GENERALES

Caracterizar la MHE inducida por la PVL en ratas adultas, a partir de un estudio morfofuncional del SNC a nivel neuronal, astrocitario y vascular.

OBJETIVOS ESPECÍFICOS

1. Estudiar la evolución en el tiempo de los niveles plasmáticos de NH_4^+ y la concentración de los neurotransmisores Glu y Gln en hipocampo los días 1, 3, 5, 7, 10 y 14 post PVL. Establecer la relación de estos procesos metabólicos sobre estudios conductuales.
   - Determinar el día post PVL adecuado para focalizar los estudios posteriores

2. Validar el modelo experimental de MHE inducido por la PVL en el día establecido, teniendo en cuenta las características principales de la PH y la HE.

3. Realizar un estudio morfológico del SNC utilizando técnicas histológicas de rutina y ultraestructurales considerando no sólo a la astroglía sino también las neuronas y vasos sanguíneos.

4. Estudiar los cambios histopatológicos a partir de marcadores celulares específicos en el área CA1 del hipocampo.

    - Morfología astrocitaria; utilizando como inmunomarcadores la proteína gliofibrilar ácida (GFAP), como principal proteína del citoesqueleto astrocitario, y la proteína S-100b, un factor neurotrófico astroglial
    - Morfología neuronal; utilizando el marcador nuclear específico de neuronas (NeuN), la proteína asociada a microtúbulos (MAP-2), enriquecida en las dendritas neuronales, y neurofilamentos de 200 kDa (Nf-200), localizados en el cuerpo neuronal, axones y dendritas
    - Morfología vascular; utilizando el marcador de neoformación Nestina, con el fin de estudiar un posible proceso angiogénico

5. Estudiar las alteraciones del metabolismo celular energético, a través de la evaluación de la función mitocondrial y muerte celular.

6. Evaluar un posible estado simil hipoxia tisular sobre el estudio histológico del SNC a partir de marcadores celulares específicos.

    - Estudiar la expresión del factor de transcripción inducible por hipoxia (HIF-1α), y dos de sus proteínas efectoras; una involucrada en la homeostasis del oxígeno, el receptor de eritropoyetina (Epo-R), y la otra involucrada en la excreción de tóxicos, la P-glicoproteína (P-gp)

MATERIALES Y MÉTODOS

Animales

Se utilizaron 264 ratas Wistar Kyoto machos con un peso corporal promedio de 250-280 gramos procedentes del Bioterio Central de la Facultad de Farmacia y Bioquímica (FFyB), Universidad de Buenos Aires (UBA). Los animales fueron alojados en jaulas metálicas con un ambiente controlado (ciclo 12/12 horas de luz/oscuridad; control de humedad y temperatura) con libre acceso al alimento estándar para roedores de laboratorio y agua. Los animales fueron manipulados de acuerdo con las regulaciones de la Sociedad Americana de Fisiología *"Guiding Principles in the Care and Use of Animals"* y con la regulación N° 6344/96 de la Administración Nacional de Medicamentos, Alimentos y Tecnología Médica (ANMAT). Los estudios morfológicos fueron además realizados de acuerdo a los protocolos del Comité Institucional de Cuidado y Uso de Animales de Experimentación (CICUAL) de la Facultad de Medicina (FMED) de la UBA.

Modelo experimental

Encefalopatía Hepática Mínima

El modelo de MHE en ratas se indujo mediante la ligadura parcial de la vena porta, la cual reproduce un modelo de HPP (Vorobioff y col., 1983). Para esto, se dividieron los animales en dos grupos, MHE y Sham (operación simulada). En la Figura 9 se detalla el proceso experimental de la PVL. Brevemente, las ratas fueron anestesiadas con éter y se les realizó una incisión abdominal media. Se aisló la vena porta y se le colocó una aguja 20G (0,9 mm) de punta redondeada a lo largo de la vena con el objetivo de lograr una estenosis calibrada. La ligadura se realizó con hilo de seda 3-0. Luego, se removió la aguja y por último se realizó una sutura en el área abdominal expuesta. El proceso experimental tuvo una duración de 5 minutos aproximadamente. Al grupo Sham se le practicó operación simulada, es decir, se aisló y expuso la vena porta sin realizar la estenosis calibrada.

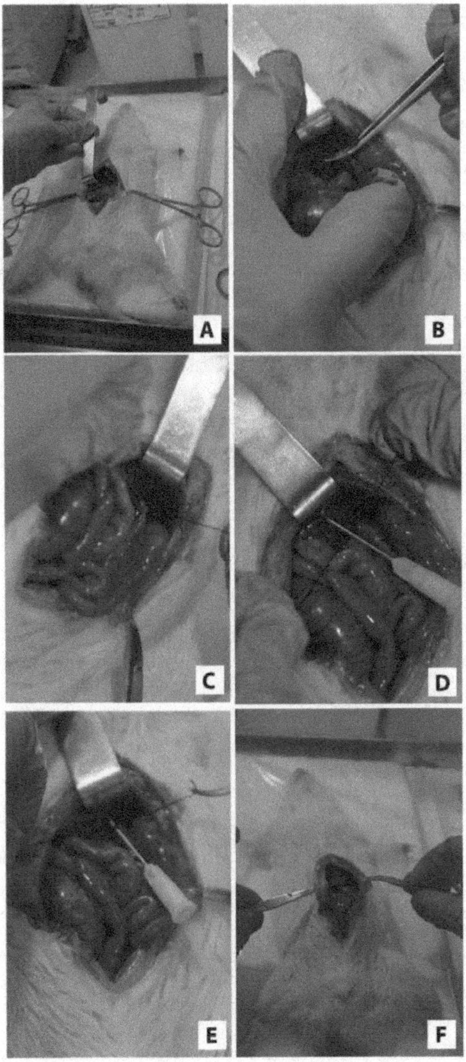

Figura 9: Modelo de MHE mediante la ligadura parcial de la vena porta.

Determinación de la amonemia

Los días 1, 3, 7, 10 y 14 post cirugía las ratas fueron anestesiadas con ketamina/xilacina por vía intraperitoneal (40 mg/ml; 4 mg/ml respectivamente). Una vez que los animales entraron en plano anestésico profundo, se abordó la cavidad abdominal para extraer sangre de la arteria aorta abdominal. Luego, se determinó la concentración de NH_4^+ mediante un kit comercial por el método enzimático UV (Randox Laboratories Limited, UK).

Análisis de aminoácidos neurotransmisores por HPLC

Los días 1, 3, 7, 10 y 14 post cirugía los animales fueron sacrificados por inhalación de dióxido de carbono y fueron decapitados. Se aisló el cerebro y se realizó un pool con los hipocampos de 4 animales por grupo. Se los procesó de inmediato para el estudio secuencial de aminoácidos por cromatografía líquida de alta presión (HPLC).

Determinación de los aminoácidos neurales glutamato, glutamina, glicina y taurina

Los aminoácidos se cuantificaron por HPLC. Las muestras de hipocampo se pesaron, homogeneizaron al 10% (p/v) y desproteneizaron con ácido perclórico 0,2 N. Las muestras colectadas se derivatizaron con oftalaldehído en presencia de 2-mercaptoetanol en medio alcalino proporcionado por bórax. La separación y detección de aminoácidos se llevó a cabo utilizando la técnica de Durkins y col., 1988. Las condiciones cromatográficas fueron:

- Columna de fase reversa: carbono 18: 12,5 cm de longitud
- Fase móvil: acetato de sodio 0,57 M con 12,4% de acetonitrilo y 0,1 M de EDTA
- Detección electroquímica: electrodo de carbón de vidrio
- Voltaje de oxidación: BAS LC-4C, acoplado a una bomba Shimatzu LC-10AS
- Los datos se adquirieron con un integrador DATA JET Spectra-Physics

Pruebas conductuales

Dependiendo de la prueba conductual en estudio, a los días 10 y/o 14 post-cirugía se realizaron las pruebas de latencia de escape, nocicepción, nado forzado, y la prueba de locomoción en los animales MHE y Sham. Todas la sesiones de testeo fueron realizadas durante la mañana (8.00-10.00 horas).

Prueba de latencia de escape. Prueba de evitación activa

Para evaluar la conducta de desesperanza, se sometió a los animales a una prueba de evitación activa. Se utilizó una caja de Plexiglas forrada de negro, de 28 x 21 x 25 cm^3, dividida en dos compartimentos separados por una puerta (7 x 7 cm). El piso se compone por varillas de acero inoxidable conectadas a una fuente de corriente. Solo uno de los dos compartimentos se encontraba conectado a la fuente de corriente, la cual se lo denominó compartimento no seguro. Al otro compartimento se lo designó como compartimento seguro (Weinberger y col., 1992).

Los animales se colocaron individualmente en el compartimento no seguro y se les permitió habituarse durante 5 minutos. En cada ensayo se aplicó un shock eléctrico de

0,6 mA durante 20 segundos con un tiempo interensayo de 40 segundos. En los primeros 5 ensayos, la puerta se abrió inmediatamente después de haber aplicado el shock y en los últimos 10 ensayos se aplicó el shock y recién después de 4 segundos se abrió la puerta. Esto se debe a que la corriente puede activar la actividad motora del animal y éste puede moverse al compartimento seguro, sin que esta acción esté relacionada a la conducta. Cada ensayo tuvo una duración final de 1 minuto y se realizaron 15 ensayos, por lo cual la sesión de testeo tuvo una duración final de 15 minutos. Para determinar si el animal expuesto al shock inescapable ha adquirido o no la conducta de desesperanza, se determinó el tiempo en segundos que el animal demoró en pasar del compartimento no seguro al seguro, denominado latencia de escape. A los animales que no pasaron al compartimento seguro durante el shock se les asignó un puntaje final de 20 segundos en la latencia de escape.

Prueba de nocicepción. Respuesta bajo estímulo analgésico

Para descartar que el efecto observado en la prueba evitación activa pudiera deberse a efectos sensitivos relacionados con la percepción a estímulos potencialmente dolorosos, se utilizó la prueba de nocicepción, también conocida como nociocepción o nocipercepción (Le Bars y col., 2001). Esta prueba consiste en colocar a las ratas en un cilindro acrílico individual de 30 cm de alto y 20 cm de diámetro sobre una superficie a 56 °C calentada eléctricamente. Las conductas observadas en esta prueba son 1) trepar o escalamiento: cuando el animal trata de subir por la pared del tubo, y 2) lamido de sus patas: interpretado como signo de dolor. Los resultados se evaluaron como latencia en segundos de la primera reacción observada. Los animales se retiraron inmediatamente del cilindro.

Prueba de natación forzada

Esta prueba consistió en colocar a las ratas en un cilindro acrílico individual de 46 cm de alto y 20 cm de diámetro, que previamente se llenó con agua a 23-25°C. Se realizó la prueba de natación durante 5 minutos evaluando cada 5 segundos la conducta predominante, perteneciente a 3 categorías: 1) natación: cuando el animal nada en busca de una salida o un escape, nadando vigorosamente con sus cuatro miembros, las dos patas anteriores rompiendo la superficie del agua, golpeando el tanque o bien cuando el animal se introduce totalmente dentro del agua en actitud de buceo, 2) inmovilidad: cuando la rata no hace ningún esfuerzo por buscar una salida, sólo intenta mantenerse a flote con la cabeza fuera del agua, y 3) trepar o escalamiento: cuando el animal trata de subir por la pared del tubo. Los resultados de esta prueba se expresan como el número total de veces que se observa cada comportamiento, el cual representa el número de veces que se detecta la conducta de inmovilidad, natación o escalamiento (Porsolt, 1981).

Prueba de locomoción. Prueba de campo abierto

Para descartar que el efecto observado en la prueba de natación forzada pudiera deberse a efectos inespecíficos relacionados con modificaciones sobre la actividad locomotora, se utilizó la prueba de campo abierto. Esta prueba se utiliza comúnmente para medir la actividad locomotora espontánea de los roedores (Essman, 1968). El dispositivo usado para esta prueba consistió en un piso negro dividido en cuadrados de 15cm x 15cm con líneas blancas, limitados por cuatro paredes negras de 60cm x 60cm, iluminado por una lámpara de 75w ubicada a una altura de 75 cm del piso, en un lugar en oscuridad y en silencio para no perturbar al animal. El animal se colocó en el centro del dispositivo y se registró el número de cuadrados que la rata atravesó con sus cuatro patas durante un período de 5 minutos y se lo expresó como el número de cuadrados totales. Este número es una medida de la actividad locomotora espontánea del animal. Después de evaluar la conducta de cada animal, se procedió a la limpieza del dispositivo para hacer constante la influencia olfatoria entre animales.

Medición de la presión portal

A los 10 días post cirugía las ratas se anestesiaron con ketamina/xilacina por vía intraperitoneal. Una vez que los animales entraron en plano anestésico, se abordó la cavidad abdominal para la medición de la presión portal por punción esplénica (método indirecto). Brevemente, se aisló el bazo y se colocó una aguja en la pulpa esplénica fijada con una gota de cianoacrilato. Se conectó a un transductor de presión Statham Gould P23ID (Statham, Hato Rey, Puerto Rico) acoplado a un polígrafo Grass 79 D (Grass Instruments, Quincy, MA) a través de una cánula de polietileno (PE 50) conteniendo solución fisiológica heparinizada (25 UI/ml).

Determinación de la concentración de manganeso y parámetros bioquímicos

A los 10 días post cirugía las ratas se anestesiaron con ketamina/xilacina por vía intraperitoneal. Una vez que los animales entraron en plano anestésico, se abordó la cavidad abdominal para extraer sangre por la arteria aorta abdominal. Con la muestra obtenida se determinó la concentración de manganeso plasmático por absorción atómica y se realizó un hepatograma completo: ASAT y ALAT, FAL, bilirrubina total y directa; además se determinaron los valores de γ-GT, albúmina y proteínas totales. Para la determinación de Mn en hipocampo, los animales se sacrificaron por decapitación y se realizó la disección del cerebro. Inmediatamente se colocaron los hipocampos en nitrógeno líquido y luego se almacenaron a -80 °C hasta la determinación de la concentración de manganeso por absorción atómica (Melnyk y col., 2003).

Fijación de los animales por perfusión intracardíaca

A los 10 días post cirugía las ratas se anestesiaron con ketamina/xilacina por vía intraperitoneal y se fijaron por perfusión intracardíaca con solución fisiológica y posteriormente con solución fijadora (paraformaldehído 4% p/v + glutaraldehído 0,25% v/v) en buffer fosfato pH=7,2. Una vez fijados los tejidos, se realizó una necropsia para extraer hígado y/o el cerebro de cada animal.

Histología de rutina

Luego de la fijación por perfusión y necropsia de los animales, se realizó el proceso de inclusión del hígado y los cerebros mediante deshidratación con alcohol a concentraciones crecientes y formación del bloque con parafina. Se realizaron cortes de los tacos de parafina de 6-8 μm de espesor en un micrótomo Zeiss tipo Minot. Por último, se realizó la coloración de rutina Hematoxilina & Eosina y el montaje final de los preparados para su estudio por microscopía óptica. Se utilizó un microscopio de epifluorescencia Zeiss Axiophot acoplado con una cámara digital (Olympus Qcolor5) ó con un microscopio de epifluorescencia Zeiss AxioLab acoplado con una cámara digital (Olympus Qcolor3).

Estudios ultraestructurales

A los 10 días post cirugía las ratas fueron anestesiadas con ketamina/xilacina por vía intraperitoneal y sacrificadas por decapitación. Los cerebros fueron removidos rápidamente y colocados durante 3 horas a 4 °C en una solución de glutaraldehído al 2,5% en buffer cacodilato de sodio y sacarosa pH=7,4. Pasadas las 3 horas se colocaron en buffer sacarosa hasta el momento de su procesamiento.

Microscopía Óptica de Alta Resolución

Las muestras para Microscopía Óptica de Alta Resolución (MOAR) se incluyeron en resinas epóxicas, y se procesaron como cortes gruesos para Microscopía Electrónica de

Transmisión (MET). Se realizaron secciones de aproximadamente 1 μm de espesor, obtenidas con cuchilla de cristal en un ultramicrótomo Reichert-Jung Ultracut E. Los cortes fueron montados en un portaobjeto y coloreados con fucsina-toluidina. Los cortes se observaron en un microscopio de epifluorescencia Zeiss Axiophot acoplado con una cámara digital (Olympus Qcolor5) ó con un microscopio de epifluorescencia Zeiss AxioLab acoplado con una cámara digital (Olympus Qcolor3).

Microscopía Electrónica de Transmisión

Los cortes seleccionados por MOAR, fueron transferidos a una solución de buffer fosfato 0,1 M pH=7,4. Luego se los post-fijó durante 30 minutos con tetróxido de osmio 1% v/v en buffer fosfato 0,1 M, se los deshidrató por pasajes en soluciones de alcohol a concentraciones crecientes, se contrastó el tejido con acetato de uranilo 5% v/v y se los incluyó en Durcupan (Fluka AG, Chemische Fabrik, Buchs SG, Suiza). Se realizaron cortes ultrafinos de 50 nm con un ultramicrótomo Reichert-Jung Ultracut E y se tiñeron con citrato de plomo según el método estándar de Reynolds (Reynolds, 1963). Los cortes, una vez montados en grillas (200 mesh) de cobre, se observaron en un microscopio electrónico Zeiss 109 perteneciente al Laboratorio Nacional de Análisis y Servicios en Microscopía Electrónica (LANAIS-MIE) dependiente del Consejo Nacional de Investigaciones Científicas y Técnicas (CONICET) ubicado en dependencias del Instituto de Biología Celular y Neurociencias "Prof. Eduardo De Robertis". Las imágenes se registraron con una cámara digital GATAN acoplada al microscopio.

Estudio de marcadores específicos por inmunohistoquímica

Para los experimentos por inmunohistoquímica (IHQ) se utilizaron anticuerpos primarios dirigidos contra las siguientes proteínas:

- GFAP: filamento intermedio específico de astrocitos diferenciados
- S-100b: proteína citosólica con actividad neurotrófica, secretada por los astrocitos
- Nestina: filamento intermedio que se encuentra en capilares sanguíneos y las células madre adultas
- NeuN: marcador nuclear neuronal específico
- MAP-2: proteína asociada a microtúbulos, enriquecida en las neuronas
- Nf-200: neurofilamentos de 200 kDa
- HIF-1α: factor de transcripción inducido por la hipoxia
- P-gp: P-glicoproteína
- Epo-R: receptor de eritropoyetina

Luego de la fijación por perfusión intracardíaca, los cerebros se post-fijaron y conservaron en buffer fosfato con sacarosa 25% p/v para luego obtener secciones coronales de 40-50 µm de espesor utilizando un vibrátomo Oxford Vibratome Series 1000. Los cortes de cerebro de cada uno de los grupos experimentales se seleccionaron y procesaron en flotación libre, simultáneamente, en condiciones estandarizadas (para cada inmunomarcador, al mismo momento, el mismo día). Con el fin de inhibir la actividad de peroxidasa endógena, las secciones de tejidos fueron tratados con H_2O_2 0,5% v/v en buffer fosfato salino (PBS) 0,1 M pH=7,4 durante 30 minutos. Luego se realizaron tres lavados con PBS. Se incubaron los cortes durante 1 hora en una solución de suero normal de cabra 3% v/v más Triton X-100 0,5% v/v en PBS para bloquear los sitios inmunógenos de unión inespecíficos y para permeabilizar los tejidos. Tras dos lavados con PBS, se los incubó durante 24 hs a 4 °C con los anticuerpos primarios específicos detallados en la Tabla 2.

Tabla 2: Anticuerpos primarios utilizados para IHQ

Anticuerpo 1°	Especie/Tipo	Dilución	Laboratorio
GFAP	conejo/policlonal	1:3000	Dako
S-100b	ratón/monoclonal	1:800	Sigma
NeuN	ratón/monoclonal	1:1000	Millipore
MAP-2	ratón/monoclonal	1:1000	Sigma
Nf-200	ratón/monoclonal	1:1000	Sigma
Nestina	ratón/monoclonal	1:600	Chemicon
HIF-1α	conejo/policlonal	1:1000	Upstate
P-gp	ratón/monoclonal	1:500	Dako
Epo-R	conejo/policlonal	1:500	Santa Cruz

Luego de la incubación por 24 hs con los anticuerpos primarios y tras 5 lavados en PBS, los cortes se incubaron durante 90 minutos a temperatura ambiente con los correspondientes anticuerpos secundarios biotinilados detallados en la Tabla 3.

Tabla 3: Anticuerpos secundarios utilizados para IHQ

Anticuerpo 2°	Tipo	Dilución	Laboratorio
ā ratón biotinilado	cabra/IgG	1:500	Sigma
ā conejo biotinilado	cabra/IgG	1:500	Sigma
ā ratón FITC	cabra/igG	1:500	Vector
ā conejo Texas Red	cabra/IgG	1:500	Vector

Luego de la incubación con los anticuerpos secundarios y tras 5 nuevos lavados en PBS, los cortes se incubaron otros 90 minutos con el complejo de avidina-peroxidasa (1:500) y se lavaron nuevamente, 5 veces en PBS y 2 veces en buffer acetato 0,1 M pH=6,0. Los cortes se incubaron por 5 minutos a temperatura ambiente en tetraclorhidrato de 3,3'-diaminobenzidina 0,035% p/v más sulfato amónico de níquel 2,5% p/v en buffer acetato. Se llevó a cabo el revelado de la actividad de peroxidasa agregando a la solución H_2O_2 0,1% v/v. Luego de la reacción enzimática, los cortes se lavaron 3 veces en buffer acetato y 1 vez en agua destilada. Finalmente, se montaron los cortes en portaobjetos gelatinados, se los deshidrató por desecación al aire y se los cubrió con cubreobjetos utilizando medio de montaje Permount para su observación por microscopía de luz. Todos los anticuerpos primarios y secundarios, al igual que el complejo de avidina-peroxidasa, se disolvieron en PBS conteniendo suero normal de cabra 1% v/v y Triton X-100 0,3% v/v.

Para la técnica de inmunofluorescencia, tras la incubación de los anticuerpos primarios, los cortes de cerebro se lavaron en PBS y se incubaron durante 4 h con anticuerpos fluorescentes secundarios según la especie y dilución correspondiente (Caltana y col., 2009).

En cada experimento un grupo de cortes de cerebro se usaron como controles positivos y negativos para el procedimiento inmunohistoquímico per se, por ejemplo, los anticuerpos primarios se omitieron intencionalmente para descartar reacciones positivas falsas.

Obtención de las imágenes digitales

Para seleccionar los cortes se individualizaron las estructuras anatómicas CA1 del hipocampo y la capa V de la corteza cerebral correspondientes a la placa 63 (Bregma - 3,60 mm) para cortes coronales del atlas del cerebro de rata de Paxinos y Watson (*Figura 10*). Se utilizó un microscopio de epifluorescencia Zeiss Axiophot acoplado con una cámara digital (Olympus Qcolor5) ó con un microscopio de epifluorescencia Zeiss AxioLab acoplado con una cámara digital (Olympus Qcolor3). Las secciones fueron fotografiadas en paralelo, manteniendo las mismas condiciones de luminosidad y tiempo de exposición en los diferentes grupos experimentales.

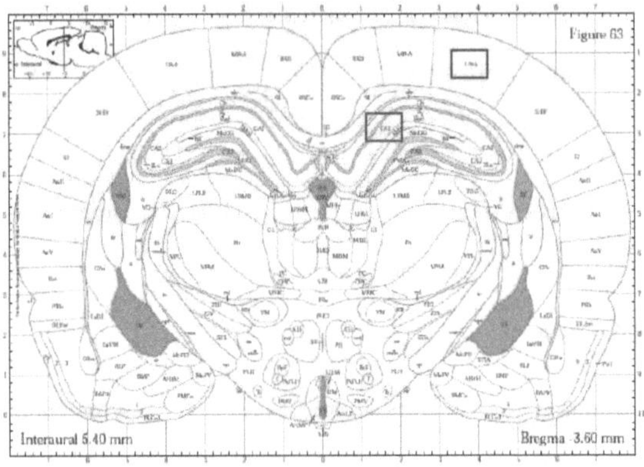

Figura 10: The Rat Brain. Tomado de Paxinos y Watson, 2007.

Análisis morfométrico de imagen digital

Para maximizar las condiciones de objetividad, todas las mediciones se realizaron en portaobjetos codificados, en condiciones ciegas. Las mediciones de los cortes de los distintos grupos experimentales se llevaron a cabo en condiciones estandarizadas (en la misma sesión de medición, en el mismo día). En cada protocolo experimental, por cada inmunomarcador utilizado, se realizaron 4-6 experimentos de IHQ e inmunofluorescencia. Los experimentos individuales estuvieron compuestos por 6-10 cortes de tejido cerebral de cada animal de cada grupo experimental. Se midieron 5-10 campos de cada área cerebral en cada corte de cada animal. En cada corte, se seleccionó el campo microscópico para analizar morfométricamente dentro los límites de cada área de interés. Las imágines fueron analizadas con el software NIH ImageJ.

Las imágenes resultantes se midieron utilizando distintos parámetros morfométricos, dependiendo en cada caso del marcador evaluado según la intensidad de inmunoreactividad (-ir):

- Cuantificación de área relativa celular: GFAP-ir; Nestina-ir
- Cuantificación del número de células por campo: NeuN-ir
- Cuantificación de área relativa de fibras: MAP2-ir; Nf-200-ir
- Cuantificación de densidad óptica relativa (DOR): S100b-ir
- Estudio cualtitativo: HIF-1α-ir; P-gp-ir; Epo-R-ir

A los fines de simplificar la presentación gráfica y el poder de comparación, los valores del grupo MHE se expresan como porcentajes de su respectivo grupo Sham (valor control = 100%).

Estudio de muerte celular en hipocampo aislado por la técnica de TUNEL

A los 10 días post cirugía las ratas se anestesiaron con ketamina/xilacina por vía intraperitoneal. Una vez que los animales entraron en plano anestésico, se decapitaron y rápidamente se realizó la disección del cerebro aislando el hipocampo. Todo el proceso de disección se realizó a 4 °C. Los hipocampos se fijaron en una solución de glutaraldehído al 3% en buffer cacodilato 0,1 M pH=7,4 y se procedió a la formación del bloque con parafina. Se realizaron cortes de los tacos de parafina de 40-50 μm de espesor en un vibrátomo Oxford Vibratome Series 1000. La fragmentación del DNA nuclear se determinó in situ mediante la técnica de TUNEL (terminal dUTP nick end labeling) siguiendo el método original (Wijsman y col., 1993) con pequeñas adaptaciones metodológicas. Se procedió al desparafinado y rehidratación de los cortes de hipocampo. Se realizaron lavados con PBS y se incubaron durante 30 minutos a 37 °C con proteinasa K (20 µg/ml en buffer Tris-HCl 10 mM pH=7,4). A la media hora, los cortes se colocaron en hielo, se lavaron con PBS y se permeabilizó el tejido con una solución de Triton X-100 0,1% en buffer citrato 0,1% durante 2 minutos. Luego, se incubaron los cortes durante 60 minutos a 37 °C con la mezcla de reacción [10 µl de buffer TDT 10x, 300 mM buffer Tris pH=7,2, cacodilato de sodio 1,4 M, $CoCl_2$ 10 mM, 5µl de agua destilada, 5µl de la enzima terminal deoxinucleotidil transferasa (enzima TUNEL) y 55µl de fluorescein-dUTP y dNTP (marcación TUNEL)]. Los controles negativos se realizaron omitiendo la deoxinucleotidil transferasa de la mezcla de reacción.

Obtención y análisis morfométrico de las imágenes digitales

Se utilizó un microscopio de epifluorescencia Zeiss Axiophot acoplado con una cámara digital (Olympus Qcolor5) o un microscopio de epifluorescencia Zeiss AxioLab acoplado con una cámara digital (Olympus Qcolor3). Se analizaron los focos fluorescentes tomados como TUNEL positivo en todas las secciones de los hipocampos. Para la cuantificación de las células TUNEL positivas se utilizaron 4 animales de cada grupo analizando por lo menos 5 campos de cada animal.

Aislamiento de la fracción mitocondrial de hipocampo

Los animales se sacrificaron por decapitación y se realizó la disección del cerebro para la obtención de los hipocampos. Los hipocampos fueron homogeneizados en buffer MSTE 1:5 p/v (0,23 M manitol, 0,07 M sacarosa, 1 mM EDTA y 10 mM Tris-HCl pH=7,2) en presencia de inhibidores de proteasas (1 µg/ml de pepstatina, 1 µg/ml de leupeptina, 1 µg/ml aprotinina y 0,4 mM floururo de metilfenilsulfonilo). El homogenato fue luego centrifugado a 600g por 10 min a 4°C, el pellet conteniendo células, núcleos y desechos fue descartado mientras que el sobrenadante fue sometido a una segunda centrifugación a 8000g por 10 min a 4°C. Las mitocondrias así obtenidas fueron aptas para el estudio de fosforilación oxidativa. La obtención de membranas submitocondriales se realizó mediante 3 ciclos de congelamiento-descongelamiento, homogeneizando posteriormente por pasaje por aguja hipodérmica (Lores Arnaiz y col., 2005). La concentración de proteínas se determinó mediante el reactivo de fenol de Folin utilizando albúmina sérica bovina (BSA) como estándar.

Determinación de la respiración mitocondrial

De la fracción mitocondrial previamente asilada se evaluó el consumo de oxígeno utilizando un respirómetro de alta resolución (Oroboros Oxygraph, Paar KG, Graz, Austria). Se agregaron las mitocondrias hipocampales en una concentración aproximada de 0,5-1,0 mg proteína/ml al buffer de respiracion conteniendo 0,23 M manitol, 0,07 M sacarosa, 20 mM Tris-HCl, 5 mM KH2PO4, 4 mM MgCl2 pH=7,4 y 0,2% BSA. La respiración mitocondrial se evalúo a 30°C en los estados 4 y 3 utilizando malato-glutamato 5 mM y ADP 1 mM. Los estados 3 (alto contenido de ADP y sustrato) y 4 (bajo contenido de ADP y alto de sustrato) se utilizan para calcular el control respiratorio (velocidad en estado 3/estado 4), indicador del grado de acoplamiento mitocondrial y de la integridad mitocondrial. (Estabrook 1967; Chance y Williams, 1956).

Evaluación de los complejos respiratorios mitocondriales I-III, II-III y IV

La actividad del complejo NADH-citocromo c reductasa (complejo I-III) se determinó en las membranas submitocondriales mediante el seguimiento espectrofotométrico de la reducción del citocromo c a 550 nm (ε=19,6 mM-1cm-1) en una mezcla de reacción a 30 °C conteniendo 100 mM buffer fosfato pH=7,4, 0,2 mM NADH, 0,1 mM citocromo c y 0,5 mM KCN. La actividad enzimática se expresa como nmoles de citocromo c reducido/minuto/mg de proteína. La actividad del complejo succinato citocromo c reductasa (complejo II + III) se determinó y expresó de forma similar, con la excepción que el NADH se sustituyo por 20 mM succinato. La actividad del complejo citocromo oxidasa (complejo IV) se realizo mediante el seguimiento espectrofotométrico del grado de oxidación de ferrocitocromo c a 550 nm. La actividad enzimática se expresa como nmoles citocromo c oxidado/minuto/mg de proteína (Yonetani, 1967).

Relación Bax/Bcl-xL y contenido de citocromo c mitocondrial

La relación Bax/Bcl-xL y la concentración de citocromo c en la fracción mitocondrial previamente aislada se determinaron por la técnica de *Western Blotting* (WB) y quimioluminiscencia como método de detección (Bustamante y col., 2008). Una vez calculada la concentración de proteínas, se prepararon las muestras y se cargaron en cantidades iguales en los distintos pocillos del gel incluyendo marcadores de pesos moleculares. Las muestras fueron separadas en idénticas condiciones por SDS-PAGE en un gel de poliacrilamida al 12% a temperatura ambiente durante aproximadamente 90 minutos con un voltaje de 100 V en buffer de corrida. Una vez finalizada la corrida electroforética, se realizó la electrotransferencia donde las proteínas donde fueron transferidas a una membrana de nitrocelulosa (Bio-Rad, Múnich, Alemania), empleando un equipo de transferencia húmedo a 4 °C durante aproximadamente 120 minutos con un amperaje de 300 mA en buffer de transferencia. La presencia de proteínas en la membrana se visualizó mediante tinción con Rojo Ponceau al 10% (v/v). Para reducir la unión inespecífica de los anticuerpos, las membranas se incubaron una hora con PBS-Tween al 0,05%, conteniendo leche descremada en polvo al 5% p/v a temperatura ambiente durante aproximadamente 2 horas. Luego, se realizaron 3 lavados con PBS-T y se incubaron las membranas con los anticuerpos primarios detallados en la Tabla, durante toda la noche a 4 °C en agitación moderada.

Tabla: Anticuerpos primarios utilizados para WB

Anticuerpo 1°	**Especie/Tipo**	**Dilución**	**Laboratorio**
Bax	conejo/policlonal	1:500	Santa Cruz
Bcl-Xl	conejo/policlonal	1:500	Santa Cruz
Citocromo c	conejo/policlonal	1:500	Santa Cruz

Luego de la incubación con los anticuerpos primarios, las membranas se lavaron 3 veces con TBS-T durante 10 min y se incubaron con un anticuerpo anticuerpo secundario (cabra ā IgG conejo conjugado con HRP) con una dilución 1:5000 a temperatura ambiente durante aproximadamente 45 minutos. Posteriormente, se realizaron 3 lavados con la solución TBS-T y el anticuerpo específico para la proteína de interés se detectó mediante una reacción de quimioluminiscencia utilizando el reactivo ECL de 2-4 minutos.

Análisis densitométrico de la imagen digital

Para los experimentos WB, se realizaron homogenatos de 5 animales diferentes de cada grupo. Las imágines fueron analizadas con el software NHI ImageJ. Se calculó la concentración relativa de proteínas expresando la relación Bax/Bcl-xL y el contenido de citocromo c como unidades densitométricas relativas.

Determinación del MPT y estudio del edema mitocondrial

Se estudiaron dos de las características principales del MPT, la pérdida del potencial de membrana y el edema mitocondrial. Las mitocondrias se aislaron de inmediato y todos los procesos experimentales se realizaron dentro de las 4 horas post-extracción. Para el análisis de los resultados de potencial de membrana mitocondrial y MPT se realizaron entre 3 y 5 experimentos independientes para cada condición.

Determinación del MPT

Para estudiar el potencial de membrana se incubaron aproximadamente 25 μg/ml de las mitocondrias aisladas de hipocampo a 37 °C durante 20 minutos en buffer MSH suplementado con malato 5 mM, glutamato 5 mM y fosfato 1 mM en presencia de 30 nM de la sonda potenciométrica DiOC6 (Mattiasson y col., 2003). Las muestras fueron resguardadas de la luz hasta su medición. La fluorescencia debida a FL-1 DiOC6 se midió por citometría. Se realizó un control de autofluorescencia omitiendo el agregado de la sonda potenciométrica y se utilizó como control positivo el agente despolarizante el protonóforo FCCP (0,5 mM). Los resultados se expresaron como intensidad de fluorescencia relativa (Czerniczyniec y col., 2006).

Estudio del edema mitocondrial

Para evaluar el edema mitocondrial, se incubaron aproximadamente 250 μg/ml de las mitocondrias aisladas de hipocampo en buffer MSH suplementado con malato 5 mM, glutamato 5 mM y fosfato 1 mM y 2 mM $MgCl_2$. Se determinó el edema mitocondrial mediante la reducción de la absorbancia a 540 nm (ΔA_{540nm}/min/mg proteína) en una mezcla de reacción a 30 °C luego de agregar 100 μM [Ca^{2+}]. Los resultados de edema se obtuvieron a partir de la tangente del gráfico absorbancia/tiempo teniendo en cuenta punto más pronunciado (Czerniczyniec y col., 2006; Gogvadze y col., 2001).

Determinación de la presión y gasometría arterial

Durante los primeros 2 días y a los 10 días post cirugía se monitorearon los animales midiendo la presión arterial y determinando la gasometría arterial. Para la determinación de la presión arterial se utilizó el equipo SC100 Blood Pressure Analysis System (Hatteras Instruments, USA) expresando los resultados como presión arterial sistólica y para la determinación de gases en sangre arterial se utilizó sangre entera y se la analizó con el equipo de gases Cobas soft USA.

Análisis estadístico de los datos

Para el análisis estadístico de los datos se utilizaron los programas GraphPad Instat v3.05a y GraphPad Prism v5.00 (GraphPad Software Inc.). El nivel de significancia estadística se estableció, en todos los casos, para un valor de $p<0,05$. En las tablas y figuras se representan los valores como media ± SEM (error estándar).

Se analizaron los resultados de presión portal y arterial, parámetros bioquímicos y manganeso, cuantificación de las inmunomarcaciones, TUNEL, relación Bax/Bcl-xL, consumo de oxígeno, actividad de complejos de la cadena respiratoria y el estudio de edema y MPT mitocondrial comparando los resultados entre los grupos MHE y Sham. Para esto se utilizó el test *t* de Student para muestras independientes (no pareadas) y en los casos que arrojaron diferencias significativas se utilizó el test *t* de Student de 2 vías. En el caso de los valores de amonemia, se utilizó un ANOVA de 2 vías y el test de Bonferroni como post test. Para el análisis de aminoácidos y la prueba conductual de latencia de escape se utilizó el test de Kruskal-Wallis no paramétrico y en el caso de las pruebas de comportamiento de natación forzada, locomoción y nocicepción, se analizaron los resultados obtenidos mediante el test de Mann-Whitney no paramétrico.

RESULTADOS

RESULTADOS DEL OBJETIVO ESPECÍFICO 1: Estudiar la evolución en el tiempo de los niveles plasmáticos de NH_4^+ y la concentración de los neurotransmisores Glu y Gln en hipocampo los días 1, 3, 5, 7, 10 y 14 post PVL. Establecer la relación de estos procesos metabólicos sobre estudios conductuales.

Los valores de amonemia aumentaron significativamente a partir del día 7 post cirugía en los animales del grupo MHE en comparación con los animales del grupo Sham

Siendo la hiperamonemia una de las principales características de la patología hepática y la más importante de la HE, se determinaron las concentraciones de NH_4^+ plasmático en los días 1, 3, 5, 7, 10 y 14 post cirugía. Los valores de amonemia aumentaron significativamente a partir del día 7 siendo 2.0 veces mayor en el grupo MHE 26.8 ± 2.5 µM, en comparación con el grupo Sham 13.1 ± 1.0 µM. A los 10 días de la PVL los valores de amonemia aumentaron significativamente siendo 2.6 veces mayor en el grupo MHE 44.3 ± 4.9 µM, en comparación con el grupo Sham 17.3 ± 0.9 µM. A los 14 días post cirugía los valores de amonemia aumentaron significativamente siendo 3.4 veces mayor en el grupo MHE 79.2 ± 6.5 µM, en comparación con el grupo Sham 23.0 ± 1.3 µM. No se observaron diferencias significativas en los valores de amonemia en los días 1, 3 y 5 post cirugía entre los animales de los grupos MHE en comparación con el grupo Sham (*Figura 11*).

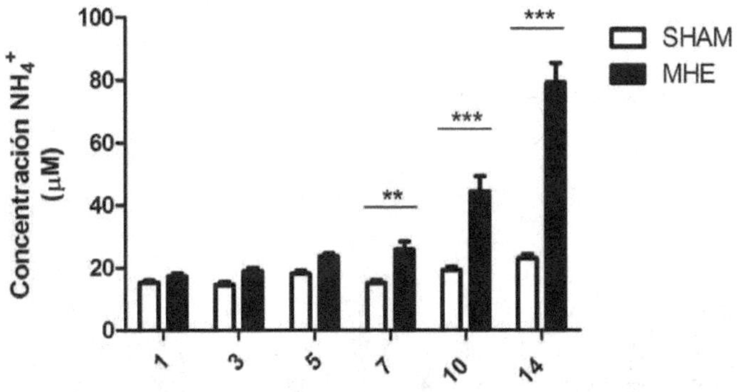

*Figura 11: Evolución de la concentración plasmática de NH_4^+. ** p<0,01; *** p<0,001; n=4-6-8.*

La concentración de Gln en el hipocampo aumentó significativamente el día 10 post cirugía en los animales del grupo MHE en comparación con los animales del grupo Sham; mientras que no se observaron diferencias significativas en las concentraciones de Glu en el hipocampo en ninguno de los días estudiados

En el marco teórico se hizo referencia al hipocampo como el área del SNC relacionada con la mayoría de las alteraciones neurológicas, principalmente a nivel de la memoria y aprendizaje, presentes en los pacientes con MHE. En base a esto y teniendo en cuenta el metabolismo del NH_4^+, se determinaron las concentraciones de Glu y Gln en el hipocampo en los días 7, 10 y 14 post-PVL, donde se registró hiperamonemia. A modo de control, se determinaron las concentraciones tisulares de glicina y taurina; dos aminoácidos neurales con diferentes propiedades químicas. Se observaron diferencias significativas en las concentraciones de Gln en hipocampo el día 10 post cirugía, siendo 1.24 ± 0.41 μg/mg de tejido en el grupo MHE y 0.82 ± 0.25 μg/mg de tejido en el grupo

Sham. No se observaron diferencias significativas en las concentraciones de Glu en hipocampo en ninguno de los días estudiados (*Figura 12*). No se observaron diferencias significativas en las concentraciones de los aminoácidos utilizados como control (datos no presentados).

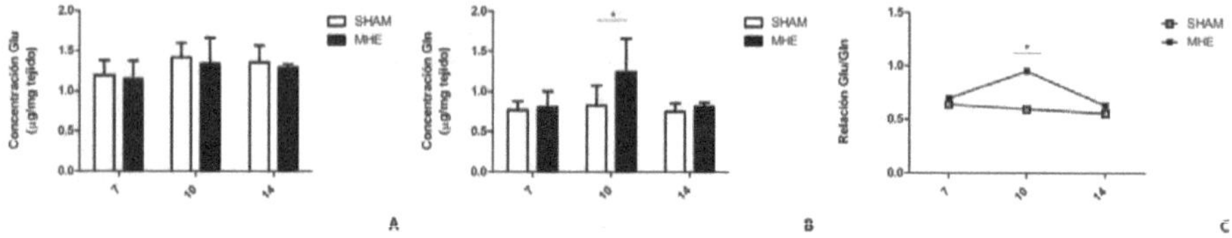

*Figura 12: Concentración de Glu (A), Gln (B) en hipocampo y representación gráfica de su relación (C). * p<0,05; n=6-8.*

Se evidenció la conducta de desesperanza en los animales del grupo MHE a los 14 días post cirugía mediante la prueba de evitación activa

En los días 10 y 14 post PVL se evaluó la latencia de escape mediante el test de evitación activa. Se observó un aumento claro y significativo en el tiempo de latencia de escape en los animales del grupo MHE a los 14 días post cirugía en comparación con el grupo Sham. La especificidad de esta prueba fue luego confirmada por una similar respuesta de los animales del grupo MHE respecto a los del Sham en el test de nocicepción (*Figura 13*). En este caso, se utilizó la prueba de nocicepción para descartar que el efecto observado en la prueba evitación activa pudiera deberse a alteraciones sensitivas relacionadas con la percepción de los animales a estímulos potencialmente dolorosos. Estos resultados indican que los animales del grupo MHE a los 14 días post cirugía presentan un comportamiento desperanzado, descartándose hipoalgesia.

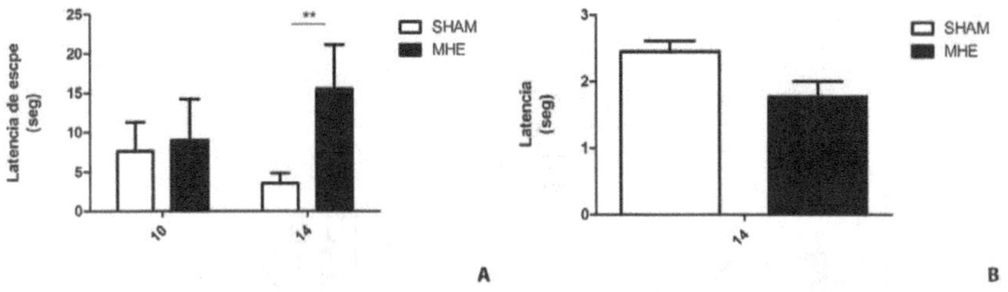

*Figura 13: Tiempo de latencia de escape evaluada mediante la prueba de evitación activa (A), tiempo de respuesta a estímulos dolorosos (B.) **p<0,01; n=4-6.*

Se determinó un incremento en la inmovilidad en los animales del grupo MHE a los 10 días post cirugía mediante la prueba de natación forzada

Con el fin de descartar alteraciones conductuales que no se hicieran evidentes con el test de desesperanza en el grupo MHE en el día 10 post PVL, se evaluó la respuesta de estos animales en el test de nado forzado. Ambas pruebas evalúan la aparición de desesperanza de los animales aunque difieren en el tipo de estímulo empleado para ponerla en evidencia. La prueba de natación forzada evalúa la conducta de desesperanza utilizando como estímulo una situación de nado forzado. Las variables que se evalúan en esta prueba (natación, inmovilidad y escalamiento) son conductas que el animal debe aprender y constituyen una respuesta adaptativa frente a la situación forzada. Se observó un aumento significativo en la inmovilidad concomitante a una disminución significativa de natación sin diferencias en la respuesta de escalamiento en los animales del grupo MHE respecto al grupo Sham (*Figura 14*). Esta respuesta puede ser considerada específica ya que no se observaron diferencias en la actividad locomotora de los animales en la prueba de campo abierto.

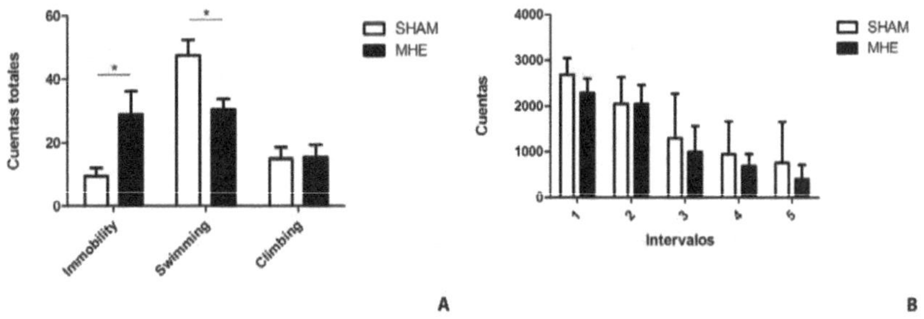

*Figura 14: Cuentas o número de veces que se detecta la conducta de inmovilidad, natación o escalamiento (A), número de cuadrados atravesados por completo durante un periodo de 5 minutos en 5 intervalos de tiempo (B.) *p<0,05; n=4-6.*

CONCLUSIONES DEL OBJETIVO ESPECÍFICO 1

- Los valores de amonemia aumentaron significativamente en los animales del grupo MHE a partir del día 7 post-PVL
- Se observa un aumento significativo en los valores de Gln en hipocampo en los animales del grupo MHE a los 10 días post-PVL sin alteraciones en los niveles de Glu
- Se observaron alteraciones conductuales (desesperanza) en los animales del grupo MHE a los 10 y 14 días post-cirugía en pruebas donde el hipocampo tiene una participación preponderante

A los 10 días de la cirugía, los animales del grupo MHE presentan hiperamonemia, con alteraciones en el metabolismo del NH_4^+ caracterizados por un aumento en la concentración de Gln en hipocampo y cambios sutiles en la conducta respecto a los animales del grupo Sham. En base a esto, se puede concluir que a los 10 días post-cirugía los animales presentan las alteraciones más tempranas en el SNC inducidas por la PVL.

RESULTADOS DEL OBJETIVO ESPECÍFICO 2: Validar el modelo experimental de MHE inducido por la PVL en el día establecido, teniendo en cuenta las características principales de la PH y la HE

A los 10 días post PVL los animales del grupo MHE presentan PH portal sin patología hepatocelular intrínseca

Siendo la estenosis parcial de la vena porta un modelo experimental de PPH, se determinó la presión portal a los 10 días post-cirugía. Se observó un aumento significativo de presión portal en los animales del grupo MHE siendo 12.0 ± 0.4 mmHg vs. 8.5 ± 0.2 mmHg respecto al grupo Sham (*Figura 15*).

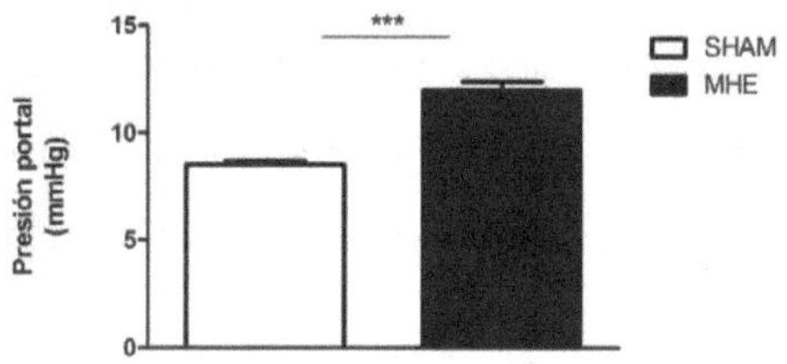

*Figura 15: Presión portal. ***p<0,001; n=4.*

Para confirmar la ausencia de lesión hepatocelular, se realizó un hepatograma completo y un estudio histológico del hígado. No se observaron diferencias significativas en ninguno de los parámetros del hepatograma (*Tabla 4*) ni se hallaron evidencias histológicas de daño hepático (*Figura 16*) tanto en los animales del grupo MHE como en el Sham.

	BiT (mg/dl)	BiD (mg/dl)	ALT (U/l)	AST (U/l)	FAL (U/l)	GGT (U/l)	Prot Tot (g/dl)	Alb (g/dl)
Sham	0.06±0.007	0.04±0.003	43±1.9	76±0.7	135±7.5	3±0.4	5.6±0.07	3.7±0.10
MHE	0.06±0.020	0.05±0.005	41±2.5	80±2.0	114±1.5	4±0.5	5.5±0.15	3.4±0.08

Tabla 4: Parámetros bioquímicos hepáticos

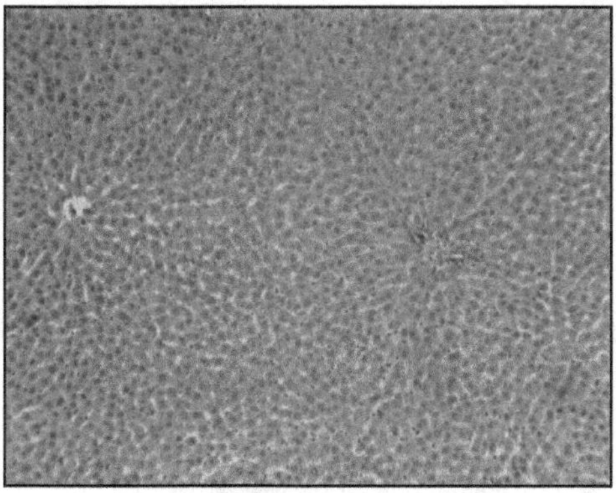

Figura 16: Lobulillo hepático. Imagen representativa del grupo MHE. Hematoxilina & Eosina (Magnificación 100x).

La MHE inducida por la PVL cursa con un aumento significativo de Mn_2^+ plasmático y tisular, con la presencia de astrocitos de Alzheimer de tipo II

En el marco teórico se ha relacionado al Mn_2^+ con enfermedad hepática y se ha postulado que su acumulación se produce en el SNC, es por eso que se estudió la vinculación del Mn_2^+ con la MHE. La PVL produce un aumento plasmático y una acumulación de Mn_2^+ en el hipocampo en los animales del grupo MHE con diferencias significativas respecto al Sham, siendo su concentración en plasma 0.67 ± 0.02 vs. 0.48 ± 0.02 ppm/ml (*Figura 17*) mientras que en hipocampo fue de 0.075 ± 0.02 vs. 0.050 ± 0.01 ppm/peso (*Figura 18*).

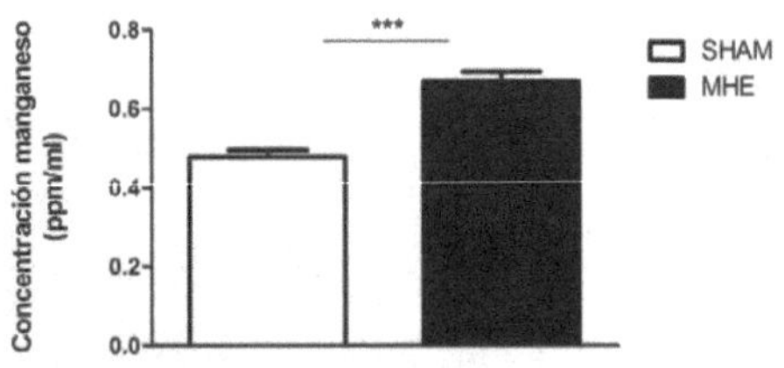

*Figura 17: Concentración de Mn_2^+ plasmático. ***p<0,001; n=4.*

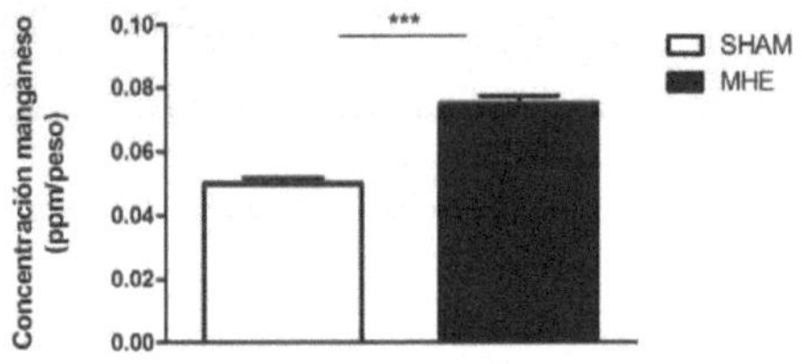

*Figura 18: Concentración de Mn_2^+ en hipocampo. ***p<0,001; n=4.*

Se hizo también referencia a los astrocitos Alzheimer tipo II como patognomónico de la HE. La presencia de astrocitos de Alzheimer de tipo II se evidenció en el área CA1 en la capa piramidal del hipocampo en los animales del grupo MHE, caracterizados por núcleos pequeños, marginados con nucléolos prominentes, condensación de la cromatina y edema del citoplasma con densidad óptica disminuida (*Figura 19*).

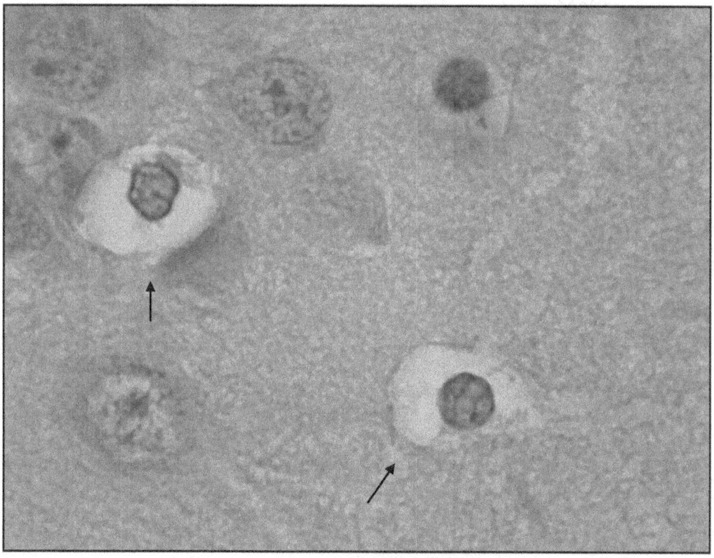

Figura 19: Astrocitos Alzheimer de tipo II (flechas); hipocampo área CA1. Imagen representativa del grupo MHE. Hematoxilina & Eosina (Magnificación 1000x).

CONCLUSIONES DEL OBJETIVO ESPECÍFICO 2

- El grupo MHE presenta PH al día 10 post-PVL
- No se observan alteraciones ninguno de los parámetros del hepatograma evaluados
- No se hallaron evidencias histológicas de daño hepático
- El grupo MHE presenta valores elevados de Mn_2^+ en plasma con acumulación de Mn_2^+ en el hipocampo
- En el grupo MHE se evidenció la presencia de astrocitos de Alzheimer de tipo II en el área CA1 en la capa piramidal del hipocampo

A los 10 días de la PVL, los animales del grupo MHE presentan PH con aumento plasmático de Mn_2^+, sin patología hepatocelular intrínseca. A nivel del hipocampo, se evidenció la presencia de las células características de la HE, los astrocitos Alzheimer tipo II, con acumulación tisular de Mn_2^+. De este modo, la MHE inducida por la PVL a día 10, cumple con las características principales de la HE de tipo B.

RESULTADOS DEL OBJETIVO ESPECÍFICO 3: Realizar un estudio morfológico del SNC utilizando técnicas histológicas de rutina y ultraestructurales considerando no sólo a la astroglía sino también las neuronas y vasos sanguíneos.

En la histología de rutina, se observaron alteraciones histopatológicas en la capa piramidal en el área CA1 del hipocampo

Con el fin de evaluar la citoarquitectura general del SNC, se realizó tinción de Hematoxilina & Eosina en cortes coronales de los cerebros de los animales de ambos grupos. Se analizaron sistemáticamente todos los preparados observando alteraciones focales en la capa piramidal del hipocampo, en el área CA1 de los animales del grupo MHE. Las alteraciones del grupo MHE consistieron en hipercromática con retracción nuclear neuronal, contrastando con la forma circular normal, cromatina laxa y nucléolo evidente del grupo Sham. Estas alteraciones se pueden interpretar como injuria neuronal, caracterizada por condensación, fraccionamiento y marginación nuclear con pérdida estructural de los núcleos en la zona correspondiente a neuronas de la capa piramidal (*Figura 20*).

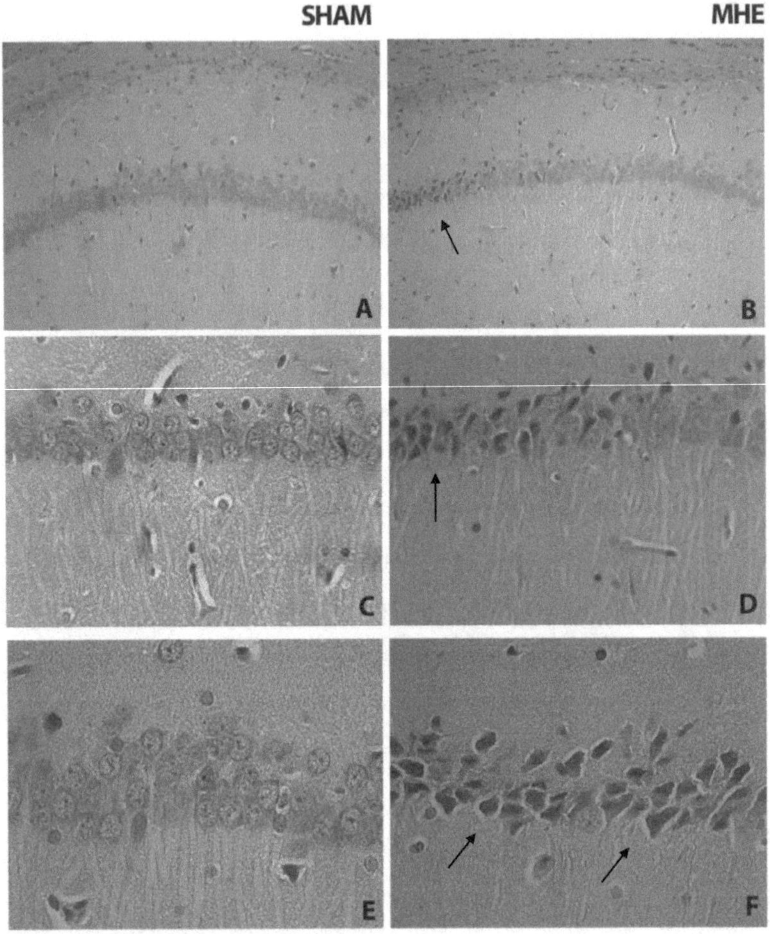

Figura 20: Alteraciones en las células de la capa piramidal (flechas) del hipocampo, área CA1; H&E. (A-B magnificación 100x; C-D magnificación 200x; E-F magnificación 400x).

En los estudios ultraestructurales se observaron alteraciones en la citoarquitectura general del SCN, los diferentes tipos celulares, organelas y en las estructuras celulares

En la MOAR se pudo evidenciar alteraciones en la estructura general del hipocampo; presencia de un marcado edema general y perivascular en los animales del grupo MHE respecto al Sham. A nivel celular, se observó la presencia de astrocitos con citoplasma edematizado, tumefacto y núcleos neuronales hipercromáticos (*Figura 21*).

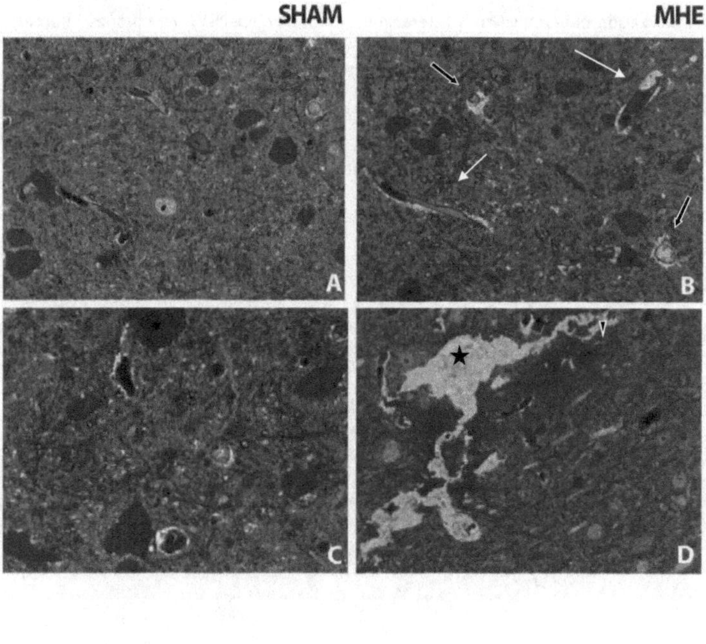

Figura 21: Capa piramidal del hipocampo, área CA1; MOAR. Edema perivascular (flechas finas) y citoplasmático (flechas gruesas). Marcado edema general (estrella) y núcleo hipercromático (punta de flecha). (A-B magnificación 200x; C-D magnificación 400x).

El análisis por MET demostró desorganización general del neuropilo con un marcado edema del espacio extracelular en el grupo MHE (*Figura 22*).

Se evidenciaron alteraciones ultraestructurales de los diferentes tipos celulares tanto a nivel nuclear como citoplasmático. En los astrocitos se observó retracción del núcleo, condensación de la cromatina con alteración en su patrón de distribución, a nivel citoplasmático se observó edema y alteraciones mitocondriales (*Figura 23 A-B*). En las neuronas se evidenció una clara desorganización de la estructura nuclear, además de vacuolización del citoplasma y alteraciones en sus organelas y membranas internas, edema mitocondrial y distención de las cisternas del retículo endoplasmático rugoso (*Figura 23 C-D*). A nivel de los capilares se evidenció un importante edema perivascular con tumefacción del endotelio y presencia de edema en sus mitocondrias, (*Figura 23 E-F*); lo que constituye una alteración en la integridad de la BHE.

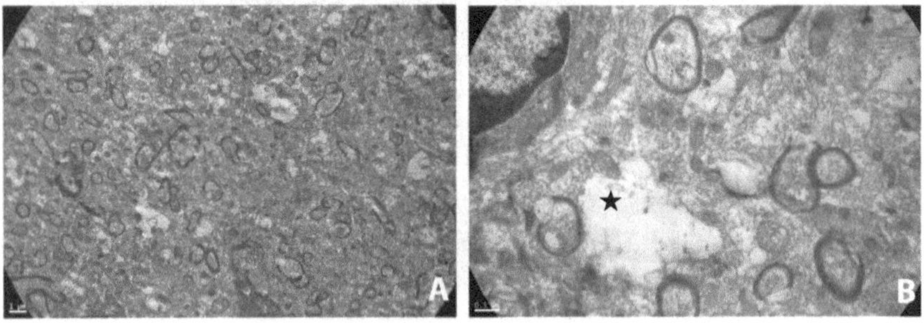

Figura 22: Capa piramidal del hipocampo, área CA1; MET. Edema del espacio extracelular (estrella). Imagen representativa del grupo MHE. (Magnificación 2000x. Escala 0.5 µm).

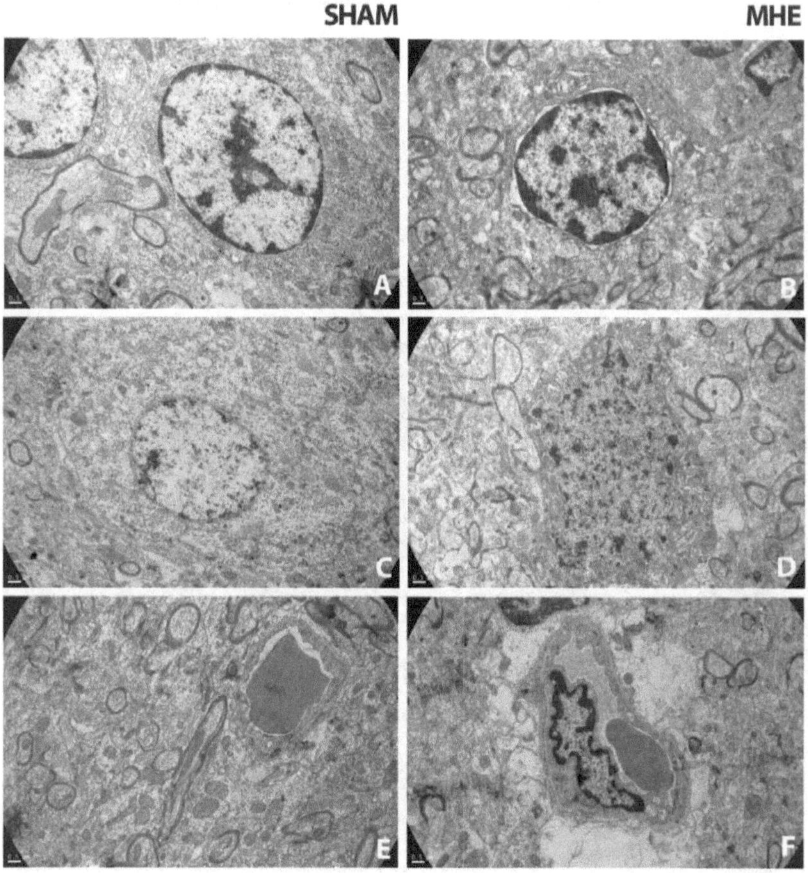

Figura 23: Capa piramidal del hipocampo, área CA1; MET. Astrocitos A- B. Neuronas C-D. Capilares E-F (Magnificación 12000x. Escala 0.5 μm).

En los diferentes tipos celulares se observó vacuolización del citoplasma con alteraciones en la morfología de sus organelas, en especial en las mitocondrias. El edema mitocondrial se hizo evidente por el aumento de su tamaño, la pérdida de crestas y membranas internas mitocondriales con disminución de la densidad óptica de la matríz mitocondrial (*Figura 24*).

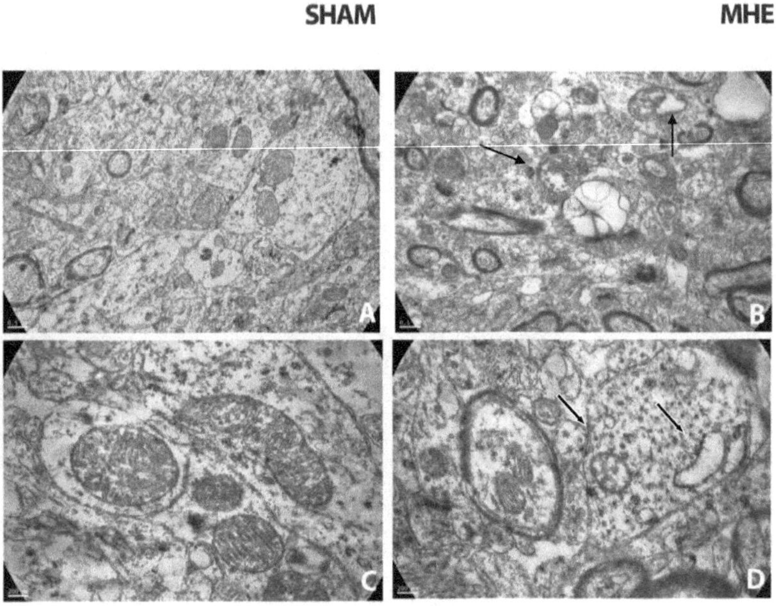

Figura 24: MET. Edema mitocondrial (flechas finas). (A y B magnificación 2000x. Escala 0.5 µm). Pérdida de las crestas y de membrana interna mitocondrial (flechas gruesas). (C y D magnificación 50000x. Escala 200 nm).

También se observó desorganización del neuropilo con cierta fragmentación y condensación en algunas fibras mielínicas (*Figura 25*).

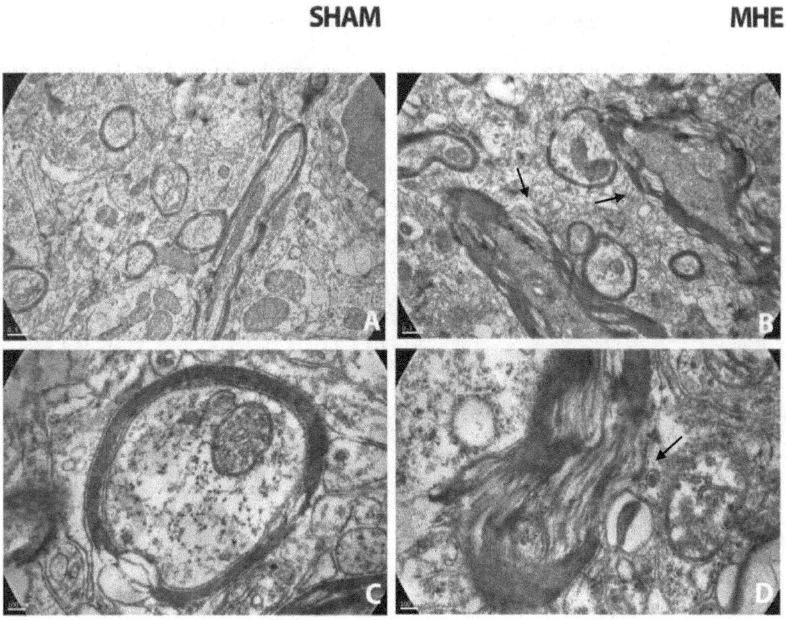

Figura 25: MET. Desorganización estructural de las fibras mielínicas (flechas). (A y B magnificación 2000x. Escala 0.5 µm; C y D magnificación 85000x. Escala 100 nm).

CONCLUSIONES DEL OBJETIVO ESPECÍFICO 3

- En la histología de rutina, se observaron alteraciones focales en los núcleos neuronales en la capa piramidal del área CA1 del hipocampo
- En la MOAR, los animales del grupo MHE presentaron un marcado edema general y perivascular en la zona CA1 del hipocampo. El análisis ultraestructural demostró desorganización del neuropilo con edema general, perivascular y alteraciones en los capilares. A nivel celular, alteraciones tanto nucleares como citoplasmáticas de astrocitos y neuronas. En los diferentes tipos celulares se observó vacuolización del citoplasma con alteraciones morfológicas de sus organelas, en especial, de las mitocondrias
- Se pudo apreciar alteraciones en astrocitos y capilares con pérdida de la integridad de la BHE

Tanto el estudio histológico de rutina, la MOAR como el análisis ultraestructural del hipocampo en los animales del grupo MHE, revelaron desorganización del neuropilo y de la citoarquitectura general con alteraciones nucleares y citoplasmáticas en los diferentes tipos celulares y en sus organelas. Un estudio morfológico utilizando marcadores celulares específicos permitiría profundizar el análisis de las alteraciones de cada tipo celular.

RESULTADOS DEL OBJETIVO ESPECÍFICO 4: Estudiar los cambios histopatológicos a partir de marcadores celulares específicos en el área CA1 del hipocampo.

Se observó un aumento significativo en el área y número de astrocitos en los animales del grupo MHE respecto al Sham

Se analizaron sistemáticamente todos los preparados de ambos grupos. En los animales del grupo Sham, los astrocitos GFAP inmunoreactivos (GFAP-ir) tenían un aspecto clásico, su cuerpo celular y las prolongaciones se observaron sin alteraciones. En cambio, los astrocitos GFAP-ir de los animales del grupo MHE presentaron un cuerpo celular agrandado, con prolongaciones citoplasmáticas más alargadas y de trayecto más tortuoso en comparación con el grupo Sham. (*Figura 26 A-B*). El análisis morfométrico demostró que el área de astrocitos aumentó significativamente en un 40.5% y el número en un 15.7% en los animales del grupo MHE respecto al Sham (*Figura 26 C-D*).

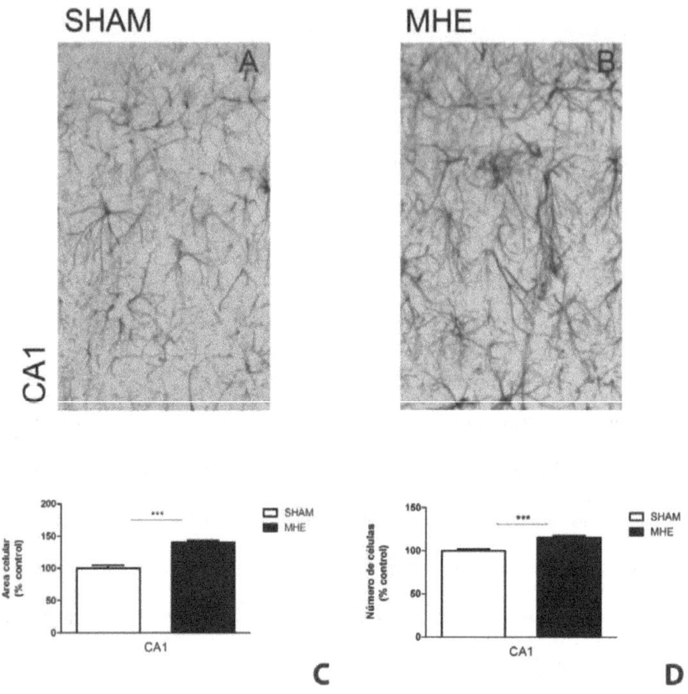

*Figura 26: Astrocitos GFAP-ir (A-B); magnificación 200x, escala 50 µm. Cuantificación del área celular(C) y número de astrocitos (D). MHE representado como el 100% del Sham. ***p<0,001; n=8.*

Se observó un aumento significativo del factor neurotrófico S-100b en los animales del grupo MHE respecto al Sham

Se analizó sistemáticamente la ubicación intracitoplamática de la proteína S-100b en los astrocitos de ambos grupos. La inmunoreactividad para S-100b (S-100b-ir) marcó el cuerpo celular y algunas de las principales prolongaciones y, como era de esperar para un marcador citoplasmático, mostró imágenes negativas del núcleo celular (*Figura 27 A-B*). El análisis morfométrico demostró que la DOR del citoplasma astrocitario aumentó significativamente en un 24.3% en los animales del grupo MHE respecto al Sham (*Figura 27 C*).

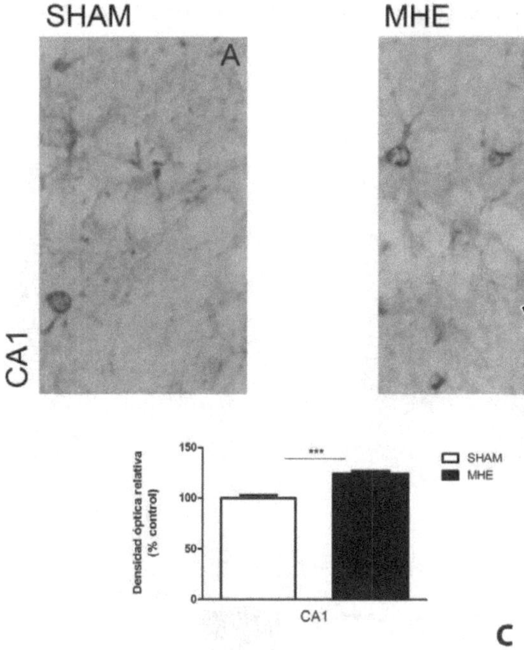

*Figura 27: La flecha gruesa y el recuadro muestran un astrocito S-100b-ir con disminución de la DOR. (A-B; magnificación 400x, escala 25 µm). Cuantificación de la densidad óptica relativa (C). MHE representado como el 100% del Sham. ***p<0,001; n=8.*

No se observaron diferencias significativas en el número de neuronas en el grupo MHE respecto al Sham

Se analizó la inmunoreactividad para NeuN (NeuN-ir), la cual marcó el núcleo neuronal y algunas de las principales prolongaciones. con imágenes negativas del citoplasma (*Figura 28 A-B*). El análisis morfométrico no demostró diferencias significativas en el número de neuronas en los animales del grupo MHE respecto al Sham (*Figura 28 C*).

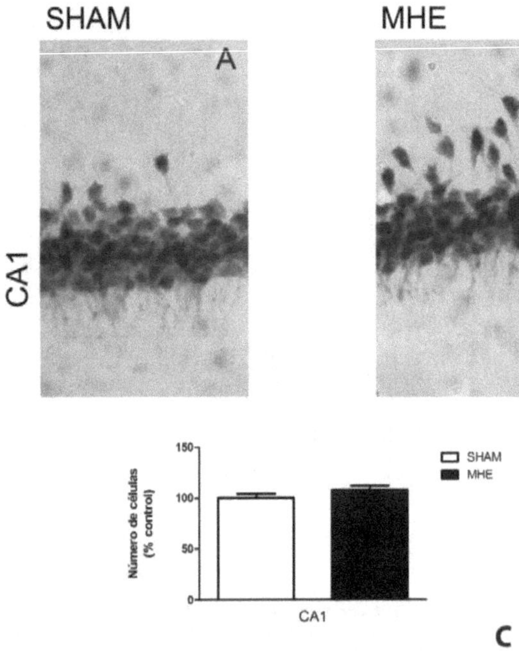

Figura 28: Neuronas NeuN-ir (A-B); magnificación 200x, escala 50 µm. Cuantificación del número de neuronas (C). MHE representado como el 100% del Sham. n=8.

Se observó una disminución significativa de las fibras dendríticas en el grupo MHE respecto al Sham

Se analizó a localización de la MAP-2, enriquecida en las dendritas neuronales. La inmunoreactividad para MAP-2 (MAP-2-ir), se encontró en extensiones longitudinales o como marcas redondeadas de acuerdo a su disposición transversal o longitudinal (*Figura 29 A-B*). El análisis morfométrico mostró una disminución significativa del 11.1% del área de fibras MAP2-ir en el grupo MHE respecto al Sham (*Figura 29 C*).

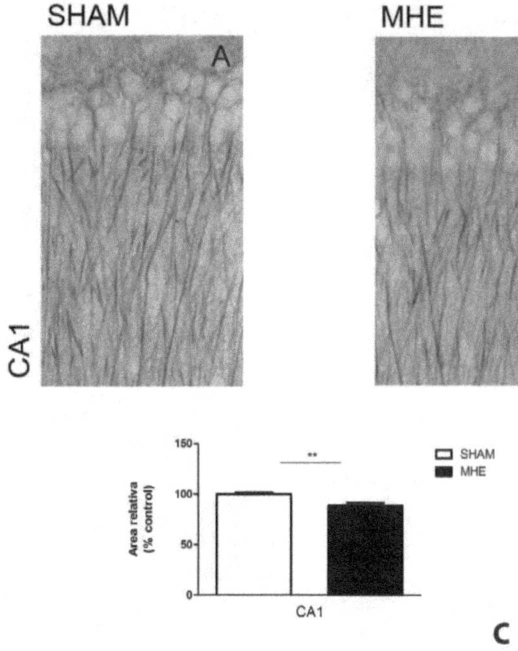

*Figura 29: Fibras dendríticas MAP-2-ir (A-B); magnificación 200x, escala 50 μm. Cuantificación del área relativa(C). MHE representado como el 100% del Sham. **p<0,01; n=8.*

Se observó una disminución significativa de los neurofilamentos en el grupo MHE respecto al Sham

Se analizó la localización de los Nf-200 localizados en el cuerpo neuronal, axones y dendritas. La inmunoreactividad para Nf-200 (Nf-200-ir) se encontró en extensiones longitudinales o como marcas redondeadas de acuerdo a su disposición transversal o longitudinal (*Figura 30 A-B*). La morfometría mostró una disminución significativa del 19.2% del área de fibras Nf-200-ir en el grupo MHE respecto al Sham (*Figura 30 C*).

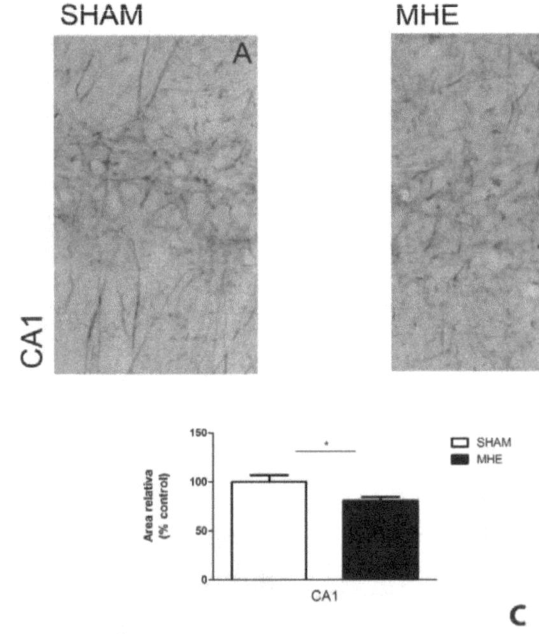

*Figura 30: Neurofilamentos Nf-200-ir (A-B); magnificación 200x, escala 50 µm. Cuantificación del área relativa(C). MHE representado como el 100% del Sham. *p<0,05; n=8.*

Se observó un aumento significativo del área de capilares sanguíneos en el grupo MHE respecto al Sham

Se analizó sistemáticamente la inmunoreactividad de Nestina (Nestina-ir), un filamento intermedio expresado en los capilares sanguíneos. Los capilares del grupo MHE presentaron un aumento en su sección y pared con respecto al grupo Sham (*Figura 31 A-B*). El análisis morfométrico demostró que el área relativa de los capilares aumentó significativamente en un 85.2% en el grupo MHE respecto al Sham (*Figura 31 C*).

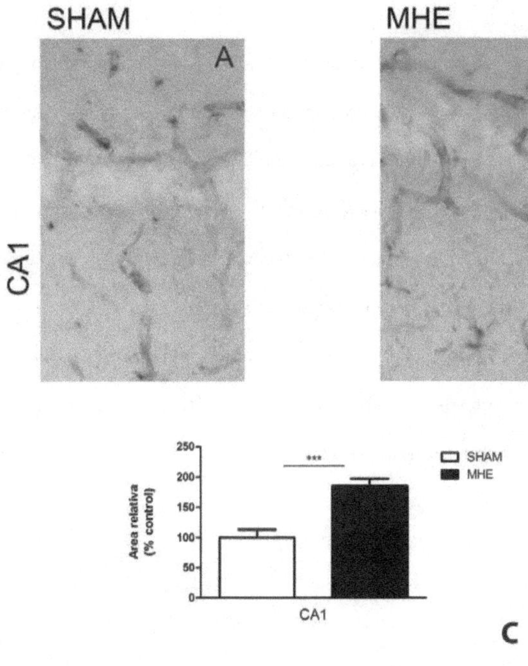

*Figura 31: Capilares Nestina-ir (A-B); magnificación 200x, escala 50 µm. Cuantificación del área relativa(C). MHE representado como el 100% del Sham. ***p<0,001; n=8.*

CONCLUSIONES DEL OBJETIVO ESPECÍFICO 4

- En el grupo MHE, la morfología astrocitaria mostró un aumento del área y número de astrocitos GFAP-ir y un aumento en la DOR de S-100b
- El estudio neuronal mostró una disminución significativa de las fibras MAP-2-ir y Nf-200-ir sin cambios en el número de neuronas NeuN-ir en el grupo MHE
- El estudio de la vasculatura se realizó utilizando Nestina como marcador de neoformación, mostrando un aumento significativo en el área de capilares

En área CA1 del hipocampo se estudio la reacción astrocítica, la citoarquitectura neuronal y la morfología vascular. A nivel de los astrocitos se pudo evidenciar un proceso de adaptación celular caracterizado por hipertrofia (aumento del tamaño de los astrocitos GFAP-ir) e hiperplasia (aumento del número de los astrocitos GFAP-ir). No se observó variación en el número de neuronas aunque éstas presentaron una disminución en sus procesos, caracterizados por una disminución del área de las fibras dendríticas y neurofilamentos. Se pudo evidenciar un proceso angiogénico del hipocampo caracterizado por un aumento en el área de los capilares con modificaciones del diámetro de los vasos sanguíneos.

RESULTADOS DEL OBJETIVO ESPECÍFICO 5: Estudiar las alteraciones del metabolismo celular energético, a través de la evaluación de la función mitocondrial y muerte celular.

Se observó una disminución en la función mitocondrial, evaluada como disminución del control respiratorio, en el hipocampo del grupo MHE respecto al Sham

Al estado metabólico caracterizado por la presencia de sustrato oxidable, ausencia de adenosín difosfato (ADP) y consumo lento de oxígeno se lo denomina estado controlado o estado 4. La adición de ADP establece un consumo de oxígeno rápido y este estado pasa a designarse estado activo o estado 3, que se mantiene hasta que todo el ADP se transforma en ATP, retornando entonces al estado 4. La relación entre la respiración en estado 3 y la correspondiente al estado 4 se denomina control respiratorio y es utilizado para expresar el grado de acoplamiento entre los procesos de oxidación y de fosforilación. Valores bajos de control respiratorio indican daño o desacople mitocondrial. Se observó una disminución significativa del 45% en el estado 3 en el grupo MHE y sin cambios significativos en el estado 4; esto se relacionó con una disminución significativa del 40% del control respiratorio en el grupo MHE respecto al grupo Sham (*Tabla 5*).

	Consumo de oxígeno (ng-atom O/min mg proteína)		
	Estado 4	Estado 3	Control Respiratorio
Sham	6.1±0.9	42±2	6.9±0.8
MHE	5.5±0.8	21±1*	3.8±0.3*

*Tabla 5: Consumo del oxígeno en mitocondrias aisladas de hipocampo. *p<0,05; n=6.*

La actividad de los diferentes complejos de la cadena respiratoria mitocondrial presentaron diferencias significativas en el grupo MHE respecto al Sham

La membrana interna mitocondrial contiene los componentes de la cadena respiratoria y las proteínas necesarias para la síntesis de ATP. Los componentes de la cadena respiratoria se fijan en la membrana siguiendo en un orden secuencial que facilita la transferencia de electrones entre ellos, lo que determina una alta velocidad y eficiencia del sistema. Se estudiaron los diferentes componentes de la cadena de transporte de electrones en la mitocondrias hipocampales. Se observó un aumento significativo del 21% en la actividad del complejo I-III, sin cambios en la actividad del complejo II-III, con una disminución del 46% en la actividad del complejo IV en los animales del grupo MHE respecto al Sham (*Tabla 6*).

Actividad de los complejos de la cadena respiratoria (nmol cit c/min mg proteína)			
	Complejo I-III	Complejo II-III	Complejo IV
Sham	160±4	27±3	71±8
MHE	193±2*	22±2	38±2*

*Tabla 6: Actividad de los complejos de la cadena respiratoria en mitocondrias aisladas de hipocampo. *p<0,05; n=6.*

La expresión de Bax aumentó significativamente sin cambios en la expresión de Bcl-2 en el hipocampo de los animales del grupo MHE. Asimismo, el contenido remanente de citocromo c mitocondrial disminuyó significativamente en el grupo MHE respecto al Sham

Una de las características más importantes de la apoptosis por vía mitocondrial consiste en la migración de la proteína pro-apoptótica Bax desde el citosol hasta la membrana mitocondrial externa alterando así su relación con proteínas anti-apoptóticas de la familia Bcl-2 tal como Bcl-xL. Mediante el análisis de imágenes se observó un incremento de la intensidad de banda de Bax sin cambios en la intensidad de Bcl-xL (*Figura 32 A*). La cuantificación mediante el análisis morfométrico de las imágenes del WB demostró que la relación Bax/Bcl-xL aumentó significativamente siendo 4.3 veces mayor en los animales del grupo MHE respecto al Sham (*Figura 32 B*). Asimismo, el contenido remanente del factor pro-apoptótico citocromo c en la fracción mitocondrial disminuyó significativamente en un 15% en el grupo MHE respecto al Sham (*Figura 32 C-D*).

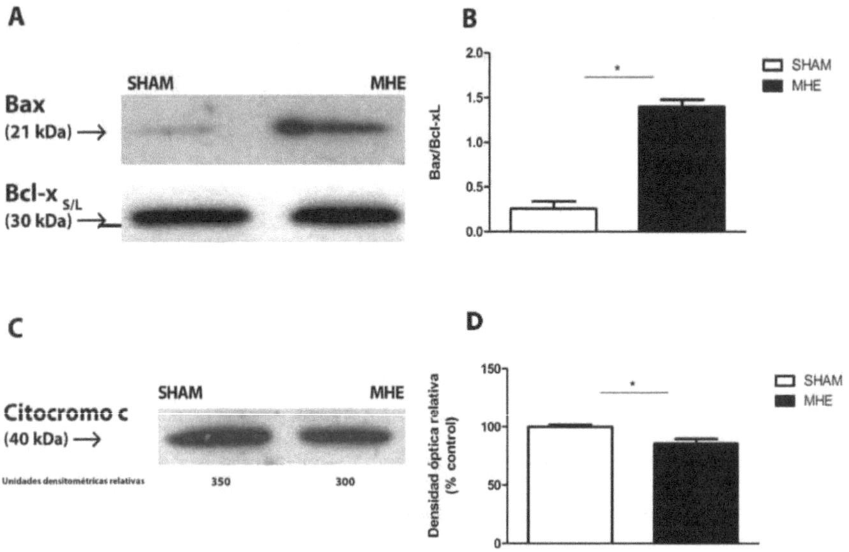

*Figura 32: Expresión de las proteínas Bax y Bcl-xL (A). Cuantificación de la relación Bax/Bcl-xL (B).Expresión de citocromo c (C). Cuantificación de la densidad óptica relativa del contenido remanente mitocondrial de citicromo c; MHE representado como el 100% del Sham (D). *p<0,05; n=6.*

La disfunción mitocondrial observada en lo animales del grupo MHE se relacionó con la inducción del MPT

La inducción del MPT se evaluó mediante el estudio del potencial de la membrana y la presencia de edema mitocondrial. La despolarización de la membrana mitocondrial, evaluada por citometría de flujo utilizando la sonda potenciométrica DiOC6, disminuyó significativamente en un 13% en el grupo MHE respecto al Sham (*Figura 33 A-B*). La presencia de edema mitocondrial se estudio mediante la caída de la absorbancia a 540 nm en presencia de 50 µM [Ca_2^+]. Las mitocondrias del grupo MHE demostraron mayor intolerancia ante aumentos de la [Ca_2^+], siendo más sensibles al edema mitocondrial. Se observó un aumento significativo del 40% en la caída de la absorbancia en los animales MHE en comparación con el grupo Sham (*Figura 33 C-D*).

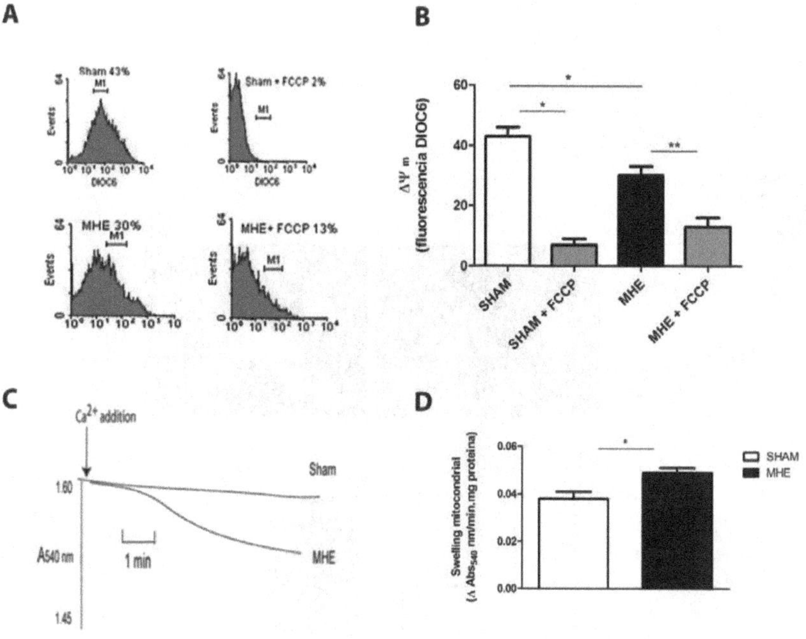

*Figura 33: Inducción del MPT evaluado mediante el potencial de membrana y edema mitocondrial. Representación en histogramas de la despolarización de la membrana mitocondrial por citometría de flujo utilizando la sonda potenciométrica DiOC6 (A). Cuantificación de los histogramas en los diferentes ensayos (B).Detección espectrométrica de la caída de absorbancia a 540 nm luego de la adición de Ca_2^+ en el ensayo de edema mitocondrial (C).Cuantificación de la caída de la absorbancia expresada como ΔAbs_{540nm} (D). *p<0,05, **p<0,01; n=6.*

Se observó muerte celular en la capa piramidal del hipocampo en el área CA1 de los animales del grupo MHE

La muerte celular se evidenció mediante la fragmentación del DNA, donde las células TUNEL positivas se visualizaron con la marcación de fluorescencia. Se analizaron sistemáticamente todos los preparados observando, nuevamente, alteraciones focales en la capa piramidal del hipocampo, en el área CA1 de los animales del grupo MHE (*Figura 34 A-B*). El análisis morfométrico demostró que el número de células TUNEL positivas aumentó significativamente en un 40% en el grupo MHE respecto al Sham (*Figura 34 C*).

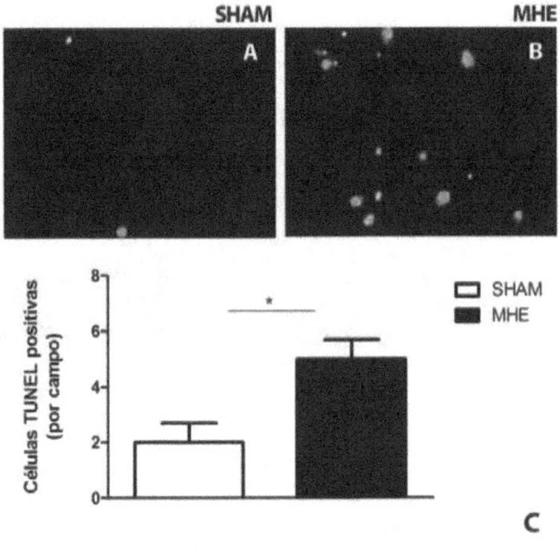

*Figura 34: Células TUNEL positivas (A-B); magnificación 200x, escala 50 µm. Cuantificación del número de células TUNEL positivas (C). *p<0,05; n=4.*

CONCLUSIONES DEL OBJETIVO ESPECÍFICO 5

- El grupo MHE demostró daño mitocondrial y desacople en la forsforilación oxidativa evidenciados por una disminución en la función mitocondrial y alteraciones en la actividad de los diferentes complejos de la cadena respiratoria mitocondrial
- En las mitocondrias de los animales MHE se observó un aumento de la expresión de la proteína pro-apoptótica Bax sin cambios en la expresión de la proteína anti-apoptótica Bcl-2. El contenido remanente de citocromo c mitocondrial disminuyó significativamente en el grupo MHE respecto al Sham
- La disfunción mitocondrial observada en el grupo MHE se relacionó con la inducción del MPT caracterizado por despolarización de la membrana mitocondrial y la presencia de edema mitocondrial
- Se evidenció muerte celular mediante la fragmentación del DNA en la capa piramidal del hipocampo

Uno de los aspectos importantes en las alteraciones vinculadas con la fosforilación oxidativa y metabolismo energético es la capacidad de la mitocondria para inducir apoptosis involucrando la apertura del MPT. En base a estos resultados, se podría concluir que los animales del grupo MHE presentan muerte celular en el hipocampo por apoptosis vía mitocondrial.

RESULTADOS DEL OBJETIVO ESPECÍFICO 6: Evaluar un posible estado simil hipoxia tisular sobre el estudio histológico del SNC a partir de marcadores celulares específicos.

La MHE induce la expresión del factor de transcripción inducible por hipoxia HIF-1α en neuronas de la capa V de la corteza cerebral

A nivel molecular, la angiogénesis ocurre por una vía coordinada por moléculas oxígeno-sensibles como lo es el factor de transcripción inducible por hipoxia, HIF- 1α; este factor regula la transcripción de varios factores angiogénicos. Sorprendentemente, la expresión del factor de transcripción HIF-1α no mostró variaciones significativas en le área CA1 del hipocampo. Sin embargo, su expresión se evidenció en la capa V de la corteza cerebral. Con el fin de analizar si este factor se expresaba en neuronas o en astrocitos, se realizó una doble inmuno-marcación utilizando NeuN- HIF-1α y S-100β- HIF-1α respectivamente. Los resultados de esta doble marcación demostraron que el factor de transcripción HIF-1α se expresaba en las neuronas de la corteza cerebral (*Figura 35 A-E*).

Con el fin de confirmar que la expresión del HIF- 1α en la corteza de el grupo MHE era funcional, se estudió además la expresión de dos de sus proteínas efectoras; una involucrada en la homeostasis del oxígeno, el Epo-R, y la otra involucrada en la excreción de tóxicos, la P-gp. La expresión de ambas proteínas se evidenció también en la capa V de la corteza cerebral de los animales del grupo MHE respecto al Sham (*Figura 35 F-I*).

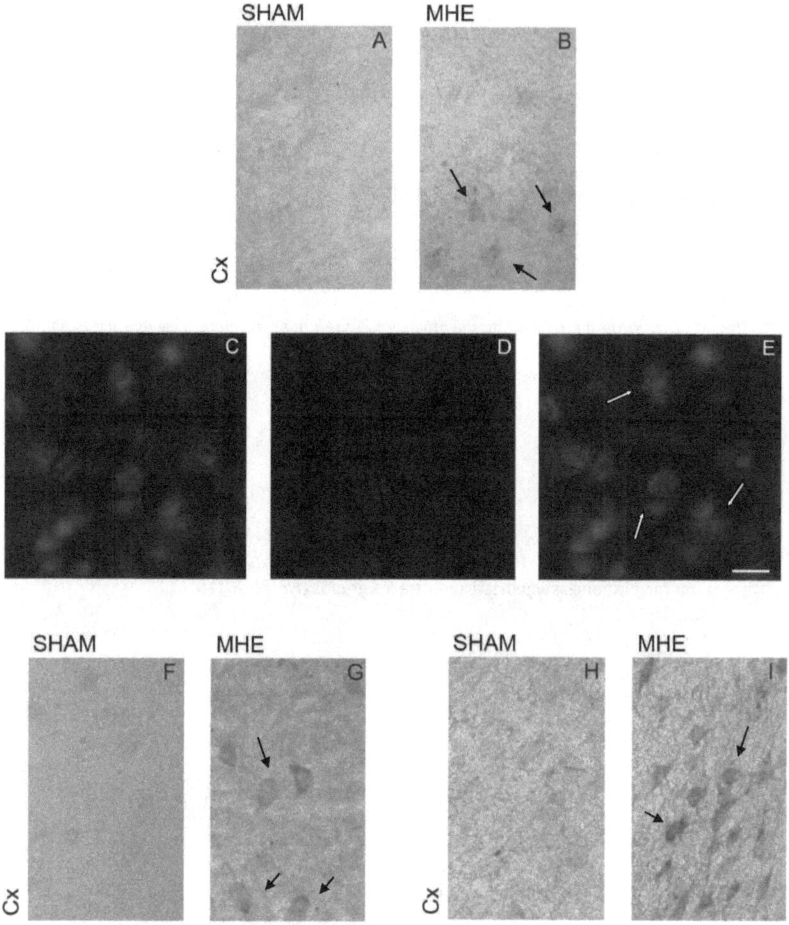

Figura 35: Las flechas indican la expresión del factor de transcripción HIF-1α en la capa V de la corteza cerebral (A-B). Doble inmunomarcación por florescencia (flechas gruesas) demostrando la co-expresión de HIF-1α (rojo) y NeuN (verde). Las flechas indican la expresión de la proteína P-gp en la capa V de la corteza cerebral (F-G). Las flechas indican la expresión del Epo-R la capa V de la corteza cerebral (H-I). Magnificación 200x, escala 50 μm.

Al igual que en el caso del HIF-1α, la expresión de la P-gp y del Epo-R se observó en la capa V de la corteza cerebral sin evidenciar su expresión en el área CA1 del hipocampo. Por esto se procedió al análisis inmunohistoquímico de los diferentes tipos celulares en la corteza cerebral utilizando los diferentes marcadores específicos utilizados previamente.

No se observaron diferencias significativas en el área ni en el número de astrocitos en la capa V de la corteza cerebral del grupo MHE respecto al Sham

Se analizó en el grupo MHE y el Sham los astrocitos GFAP-ir. Estos tenían un aspecto clásico, su cuerpo celular y las prolongaciones se observaron sin alteraciones (*Figura 36 A-B*). El análisis morfométrico demostró que el área y el número de astrocitos no presentaron diferencias significativas entre los grupos (*Figura 36 C-D*).

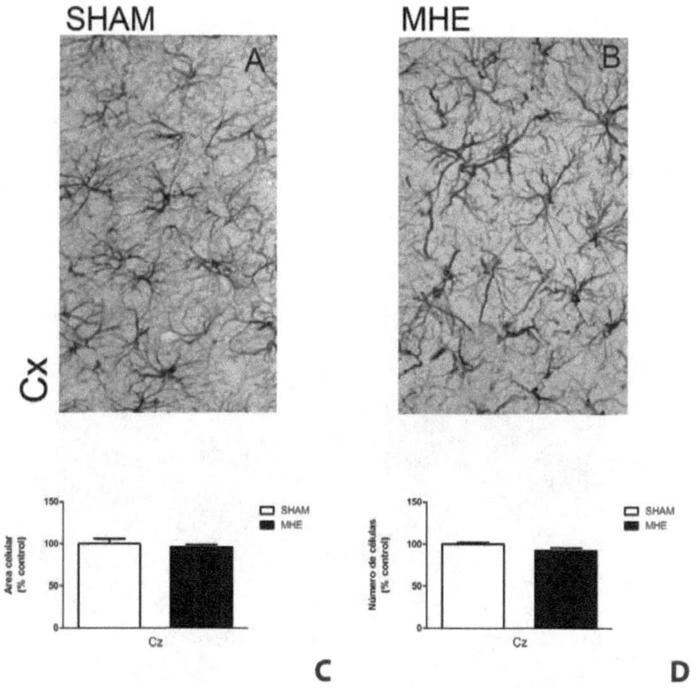

Figura 36: Astrocitos GFAP-ir (A-B); magnificación 200x, escala 50 µm. Cuantificación del área celular(C) y número de astrocitos (D). MHE representado como el 100% del Sham. n=8.

Se observó un aumento significativo del factor neurotrófico S-100b en la capa V de la corteza cerebral del grupo MHE respecto al Sham

Se analizó la ubicación intracitoplamática de la proteína S-100b en los astrocitos de ambos grupos. Al igual que en el área CA1 del hipocampo, S-100b-ir marcó el cuerpo celular y algunas de las principales prolongaciones siendo negativas para núcleo (*Figura 37 A-B*). El análisis morfométrico demostró que la DOR del citoplasma astrocitario aumentó significativamente en un 24.4% en el grupo MHE respecto al Sham (*Figura 37 C*). Este aumento fue muy similar a la diferencia entre grupos observada en el hipocampo.

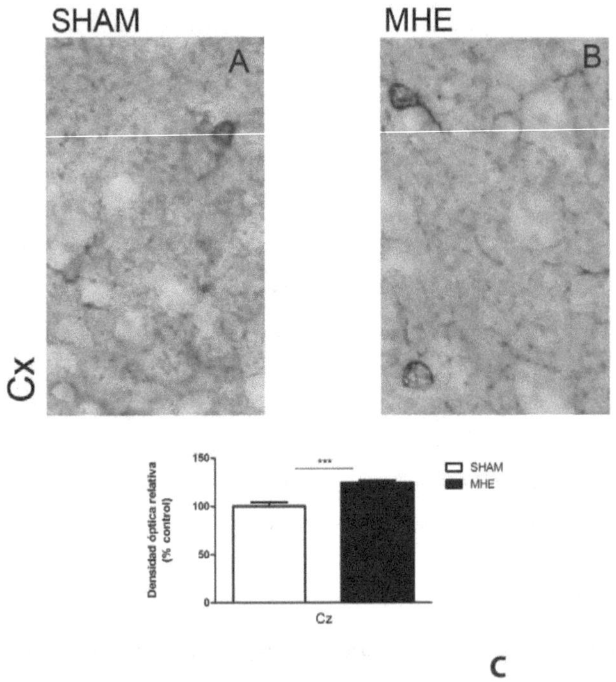

*Figura 37: Astrocitos S-100b-ir (A-B); magnificación 400x, escala 25 µm. Cuantificación de la DOR (C). MHE representado como el 100% del Sham. ***p<0,001; n=8.*

No se observaron diferencias significativas en el número de neuronas en la capa V de la corteza cerebral del grupo MHE respecto al Sham

De la misma forma que en el hipocampo, NeuN-ir marcó el núcleo celular y algunas de las principales prolongaciones siendo negativa en el citoplasma (*Figura 38 A-B*). El análisis morfométrico no demostró diferencias significativas en el número de neuronas en el grupo MHE respecto al Sham (*Figura 38 C*).

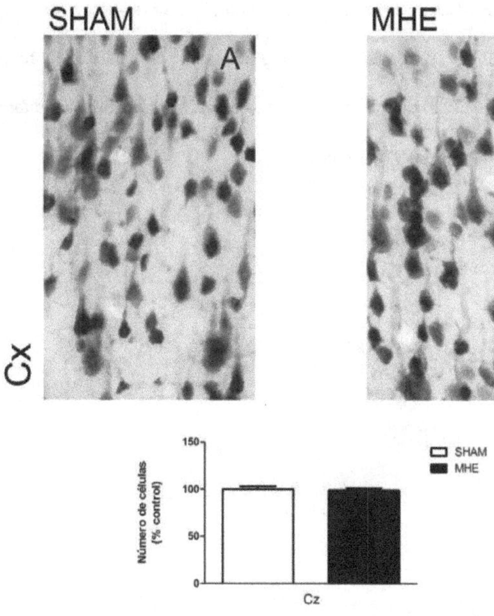

C

Figura 38: Neuronas NeuN-ir (A-B); magnificación 200x, escala 50 µm. Cuantificación del número de neuronas (C). MHE representado como el 100% del Sham. n=8.

Se observó una disminución significativa de las fibras dendríticas con alteraciones morfológicas en la capa V de la corteza cerebral del grupo MHE respecto al Sham

Se analizó la localización de la MAP-2 y se la observó enriquecida en las dendritas neuronales. MAP-2-ir, se encontró en extensiones longitudinales o como marcas redondeadas de acuerdo a su disposición transversal o longitudinal. Desde el punto de vista morfológico, algunas dendritas apicales de las neuronas de la capa piramidal mostraron una forma helicoidal u ondulada (*Figura 39 A-B*). El análisis morfométrico mostró una disminución significativa del 31.1% del área de fibras MAP2-ir en el grupo MHE respecto al Sham (*Figura 39 C*). Esta disminución fue más evidente en las dendritas neuronales de la capa V de la corteza cerebral respecto a las diferencias entre grupos observadas en el hipocampo.

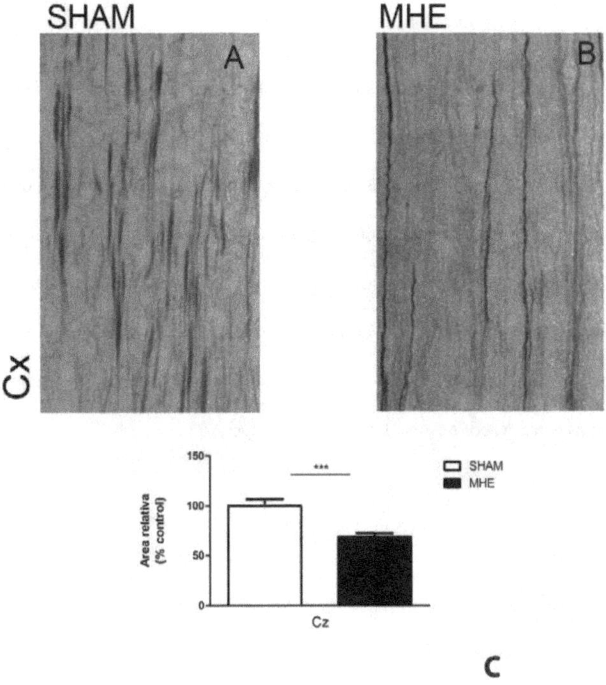

*Figura 39: Fibras dendríticas MAP-2-ir (A-B); magnificación 200x, escala 50 µm. Cuantificación del área relativa(C). MHE representado como el 100% del Sham. ***p<0,001; n=8.*

Se observó una disminución significativa de los neurofilamentos en la capa V de la corteza cerebral del grupo MHE respecto al Sham

La Nf-200-ir se encontró en extensiones longitudinales o como marcas redondeadas de acuerdo a su disposición transversal o longitudinal. De la misma forma que se observó en las dendritas de las neuronas piramidales de la corteza, el grupo MHE mostraron una forma helicoidal u ondulada en las fibras NF-200-ir (*Figura 40 A-B*). El análisis morfométrico mostró una disminución significativa del 24.1% del área de fibras Nf-200-ir en el grupo MHE respecto al Sham (*Figura 40 C*). Esta disminución fue más evidente en las fibras Nf-200-ir de la capa V de la corteza cerebral respecto a las diferencias entre grupos observadas en el hipocampo.

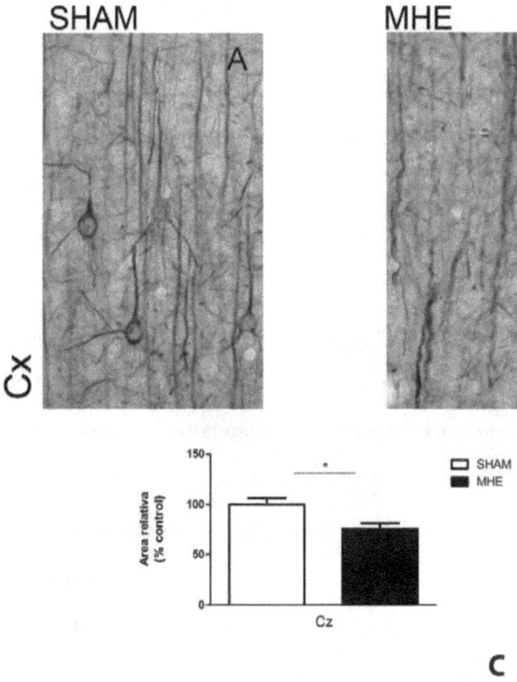

*Figura 40: Neurofilamentos Nf-200-ir (A-B); magnificación 200x, escala 50 µm. Cuantificación del área relativa(C). MHE representado como el 100% del Sham. *p<0,05; n=8.*

Se observaron cambios morfológicos en el citoesqueleto neuronal en la capa V de la corteza cerebral del grupo MHE

En el grupo MHE, ambos marcadores del citoesqueleto neuronal, MAP-2 y Nf-200, mostraron fibras con un perfil zigzagueante correspondiente tanto a axones como a dendritas (*Figura 41*). De la misma forma que se habían observado las alteraciones en la histopatología de rutina, este cambio morfológico tuvo un perfil focal; no se observó constantemente en todas las áreas pero sí se en todos los animales del grupo MHE. El tronco primario de las dendritas apicales parece haber sido la porción dendrítica más afectada en las neuronas piramidales. Sin embargo, esta dismorfología también se observó en las dendritas basales y, con menor frecuencia, en las ramas secundarias de las dendritas apicales (*Figura 42*). Muchas fibras Nf-200-ir y dendritas MAP-2-ir mostraron importantes alteraciones morfológicas en forma de ondulaciones, zigzagueos de su trayecto que, teniendo en cuenta que el grosor de los cortes fue de 50 µm y que probablemente incluyera el grosor total de las prolongaciones, podría ser descripto como una estructura en "sacacorcho", nombre con el que otros autores han descripto previamente este hallazgo (Onizuka y col., 1996; Muramatsu y col., 1997; Evrard y col., 2006). No todas las neuronas o fibras presentaron esta alteración y, cuando estaba presente, la ondulación no era siempre, ni en todas las fibras, igualmente cerrada o angulada en su zigzagueo.

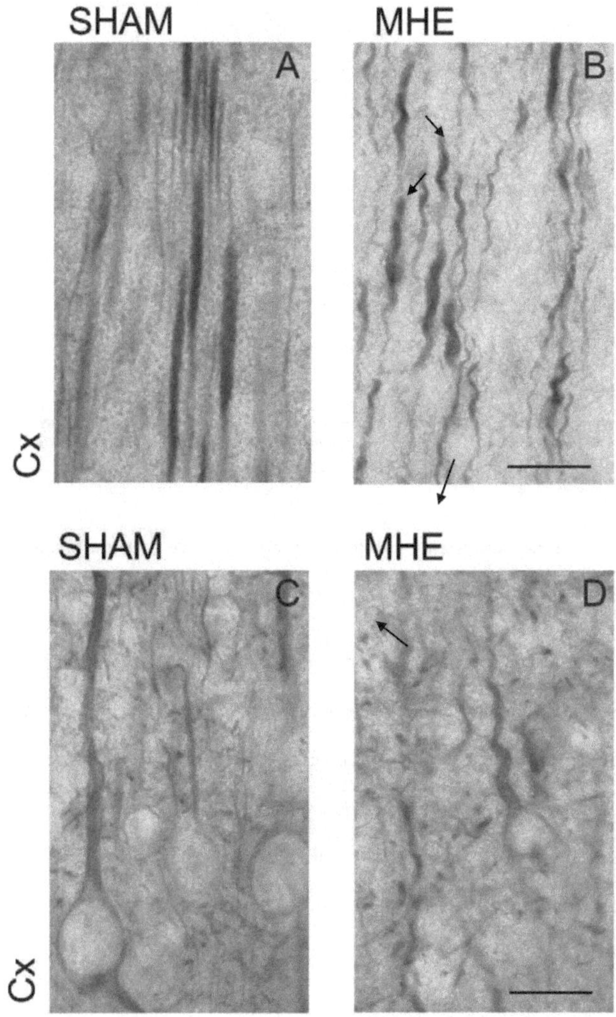

Figura 41: Alteraciones morfológicos en el citoesqueleto neuronal en la capa V de la corteza cerebral de los animales del grupo MHE (flechas). Fibras dendríticas MAP-2-ir (A-B). Neurofilamentos Nf-200-ir (C-D); magnificación 400x, escala 25 μm.

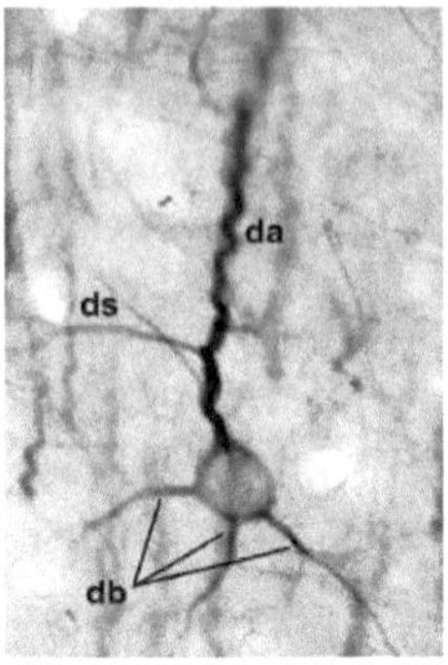

Figura 42: Alteraciones cualitativas del citoesqueleto neuronal. Dendritas apicales (da), dendritas basales (db), dendritas secundarias (ds) Imagen representativa del grupo MHE; magnificación 200x.

No se observaron diferencias significativas en el área de capilares sanguíneos en la capa V de la corteza cerebral del grupo MHE respecto al Sham

La Nestina-ir se observó enriquecida en los capilares sanguíneos. A diferencia de lo observado en las modificaciones de los capilares en el área CA1 del hipocampo, no se obserevaron diferencias morfólogicas en los capilares del los animales del grupo MHE en la capa V de la corteza cerebral (*Figura 43 A-B*). Tampoco se observaron diferencias significativas en el área relativa de los capilares en los animales del grupo MHE respecto al Sham (*Figura 43 C*).

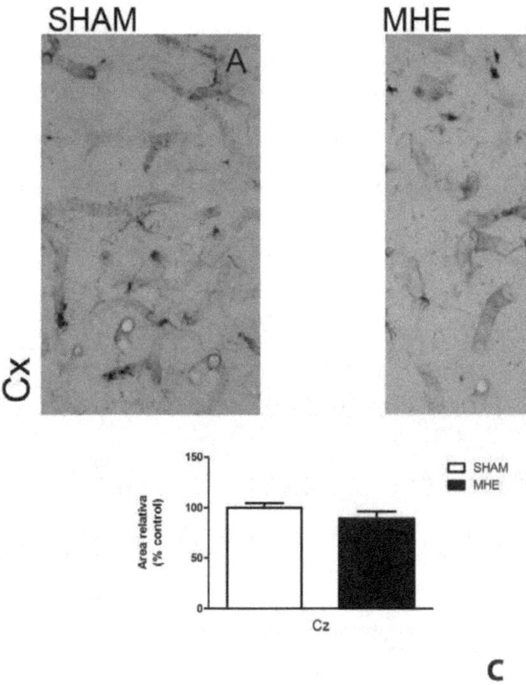

Figura 43: Capilares Nestina-ir (A-B); magnificación 200x, escala 50 µm. Cuantificación del área relativa(C). MHE representado como el 100% del Sham. n=8.

Los animales del grupo MHE presentaron un estado de hipoxia tisular focal sin hipoxemia

Con el fin de analizar si el grupo MHE presentaban un estado de hipoxemia relacionado con la hipoxia focal observada, se realizó una gasometría de sangre arterial. No se observaron diferencias significativas en ninguno de los parámetros de la gasometría arterial estudiados en el grupo MHE respecto a los del grupo Sham (*Tabla 7*).

	pH	PO2 (mmHg)	PCO2 (mmHg)	SO2 (%)
Sham	7.47±0.01	106.9±2.7	37.2±0.87	101.1±0.3
MHE	7.46±0.03	99.5±2.4	35.3±1.52	100.4±0.5

Tabla 7: Gasometría arterial, pH, presión parcial de oxígeno (pO_2), presión parcial de dióxido de carbono (pCO_2) y saturación de oxígeno (SO_2). n=4.

A fines de evaluar la posibilidad de que el estado de hipoxia observado en el grupo MHE se pudiera deber a hipotensión arterial o una alteración de la oxigenación durante el proceso quirúrgico, se analizó la presión arterial media, como representativa de la perfusión tisular periférica (*Figura 44 A*), y la presión parcial de oxígeno (*Figura 44 B*). Se agregó además del MHE y el Sham, un grupo de animales control para descartar toda variable debido al proceso quirúrgico, monitoreando los 2 días post-cirugía. No se observaron diferencias significativas en ninguno de los parámetros analizados a las 24 horas ni a las 48 horas post-PVL en ninguno de los animales de los diferentes grupos.

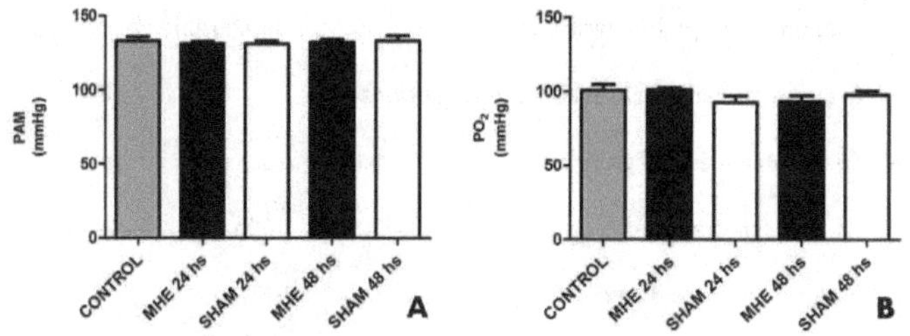

Figura 44: Presión arterial media (A) y presión parcial de oxígeno (B). Se evaluaron los primeros 2 días post quirúrgicos en los grupos MHE, Sham y control. n=4.

CONCLUSIONES DEL OBJETIVO ESPECÍFICO 6

- La MHE induce la expresión del HIF-1α en neuronas de la capa V de la corteza cerebral. Asimismo, el HIF-1α podría inducir la expresión de P-gp y el Epo-R De esta forma, se podría decir que la expresión del factor inducible por hipoxia en la capa V de la corteza cerebral, sería funcional
- En los animales del grupo MHE, la morfología astrocitaria en la capa V de la corteza cerebral mostró un aumento en la DOR de S100b sin un aumento en el área ni el número de astrocitos
- El estudio neuronal demostró una disminución de las fibras dendríticas y neurofilamentos mientras que el número de neuronas NeuN-ir permaneció sin cambios. La disminución en los procesos neuronales en la corteza cerebral fue mayor que la observada en el hipocampo de los animales MHE
- A diferencia de lo observado en el hipocampo, en la capa V de la corteza cerebral se hallaron cambios en el citoesqueleto neuronal en el grupo MHE
- No se observaron cambios en los capilares de la capa V de la corteza cerebral
- Los animales con MHE desarrollaron hipoxia focal sin hipoxemia

A diferencia de lo observado en el área CA1 del hipocampo, en la capa V de la corteza cerebral no se evidenció un proceso de adaptación celular en los astrocitos, ni un proceso angiogénico en la vasculatura. Las alteraciones que se evidenciaron en la corteza cerebral se limitaron a cambios de la morfología neuronal, caracterizada por una disminución en sus procesos, una disminución del área de las fibras dendríticas y neurofilamentos con claras alteraciones del citoesqueleto neuronal. Más aún, la expresión del factor de transcripción inducible por hipoxia se observó en neuronas de la capa V de la corteza cerebral, confirmado mediante la co-expresión del HIF-1α con el marcador neuronal nuclear NeuN. La expresión de dos de las proteínas reguladas por el HIF-1α se observaron también en las neuronas de la corteza cerebral.

Estos resultados sugieren que en la MHE inducida por la PVL, existen alteraciones a nivel del SNC que son focales y diferenciales según la zona afectada.

DISCUSIÓN

La presente Tesis Doctoral tuvo como objetivo principal estudiar las alteraciones tempranas del SNC inducidas por la PVL y caracterizar la MHE a partir de un estudio morfofuncional a nivel neuronal, astrocitario y vascular. Por primera vez, en un modelo experimental de MHE, se describen alteraciones estructurales y funcionales en el hipocampo y en la corteza cerebral en animales con PPH a los 10 días de la PVL.

En el año 1981 Chojkier y Groszmann desarrollaron el modelo de PPH en ratas. Este modelo fue diseñado casi exclusivamente para estudiar la patogenia del síndrome de circulación hiperdinámica que se desarrolla en el curso de la PH. Es por ello que no hay registros del compromiso hepático en este modelo y menos aún, de las alteraciones que produce a nivel del SNC. Si bien en el año 2009 la ISHEN validó al modelo de PVL como un modelo de MHE, éste no se encuentra caracterizado aún.

En los últimos 50 años desde su primera descripción (Sherlock, 1954), diferentes factores han sido propuestos para fundamentar la patogenia de la HE. Se pueden destacar alteraciones en la neurotransmisión, exotoxicidad mediada por Glu, aumento de la neuroinhibición mediada por benzodiacepinas endógenas y GABA, presencia de falsos neurotransmisores, neuroesteroides, ácidos grasos de cadena corta, endorfinas, niveles elevados de toxinas intestinales no depuradas vía hepática, deficiencia de zinc y acumulación de Mn_2^+. Sin embargo, el principal factor implicado sigue siendo el aumento de la amonemia como consecuencia de un incremento de la carga nitrogenada en el tracto gastrointestinal y/o de la disminución de la capacidad para metabolizarlo (Ciećko Michalska y col., 2012). El NH_4^+ se origina no solo de la degradación de aminas, aminoácidos, purinas y urea en las bacterias intestinales sino también de la actividad de la glutaminasa en los enterocitos que convierte la Gln en Glu y NH_4^+. Es así que todos los tratamientos de la HE están dirigidos a disminuir la producción y/o absorción del NH_4^+ intestinal para así disminuir su concentración en sangre (Chao, 2012).

Para poder estudiar las alteraciones más tempranas de la MHE y, teniendo en cuenta la neurotoxicidad mediada por el aumento de la concentración de NH_4^+, se decidió en primer lugar estudiar la evolución en el tiempo de los niveles de amonemia. Se evaluaron los niveles de NH_4^+ plasmático hasta el día 14 post-PVL, ya que es bien conocido que a las dos semanas de la PVL el síndrome hiperdinámico está totalmente establecido (Wen y col., 2009). Se consideró para el análisis, sólo los días a partir de los cuales los valores de NH_4^+ plasmático aumentaban significativamente respecto de sus controles. A partir de ahí se estudió el ciclo glutamato-glutamina en el hipocampo, uno de los blancos de la hiperamonemia. Se encontraron diferencias significativas en los valores de Gln en el día 10 post-PVL, por lo que el estudio conductual se focalizó en los días 10 y 14 post-cirugía. Respecto a los valores de Gln, si bien sólo se encontraron diferencias significativas a los 10 días de la cirugía, se sabe que ésta tiene un mecanismo compensatorio que nivela su concentración, siendo que la detoxificación del NH_4^+ depende de la formación de Gln (Martinez Hernandez y col., 1977; Cooper y col., 1985; Cooper y Plum, 1987; Norenberg, 1992; Brusilow y col., 2010). Es importante destacar que el valor de amonemia al día 14 es significativamente mayor que al día 10 post-PVL (datos no presentados). Teniendo esto en cuenta, a día 14 la detoxificación del NH_4^+ astrocitario con formación de Gln, se encontría saturado debido al incremento en las concentraciones de NH_4^+.

Asimismo, al día 14 existe un deterioro conductual mayor que al día 10. Si bien pareciera que los niveles de Gln se normalizan al día 14, este hallazgo podría deberse a una pérdida en la capacidad de metabolizar el NH_4^+ a Gln por lo que el NH_4^+ se acumula y la conducta se altera notablemente. Otra posibilidad sería que la falta de Glu no permitiera producir más Gln para poder eliminar el NH_4^+ en exceso. En ambos días estudiados se hallaron alteraciones conductuales de desesperanza (Navarrete y col., 2008), aunque en el día 10 post-PVL los cambios en la conducta indicaron alteraciones en la atención y el aprendizaje, ambas características de la MHE. Por esto, se decidió caracterizar la MHE inducida por la PVL a los 10 días de la cirugía.

En base a estos resultados preliminares se procedió a la caracterización del modelo a los 10 días de la PVL. Las alteraciones observadas se podrían asociar con la hiperamonemia significativa y moderada, la PH, el aumento de la concentración plasmática de Mn^{2+} y, a nivel tisular, el aumento de Gln y a la acumulación de Mn^{2+} en el hipocampo. Además, se observó la presencia de las células características de la HE, los astrocitos Alzheimer tipo II. De este modo, el modelo de PVL estudiado al día 10 cumple con las características principales de la HE de tipo B.

Desde el punto de vista histopatológico, se observó una desorganización de la citoarquitectura del hipocampo en donde predominaba el edema. Se sabe, por estudios *in-vitro* en cultivos de astrocitos, que tanto concentraciones elevadas de NH_4^+ y/o Mn^{2+} contribuyen y están involucrados en el desarrollo del edema celular (Rama Rao y col., 2007; Norenberg y col., 2004; Norenberg y col., 2007). Existen también evidencias que la Gln podría estar involucrada en el desarrollo del edema astrocitario (Norenberg y col., 2004; Albrecht y Norenberg 2006).

El estudio ultraestructural mostró alteraciones nucleares y citoplasmáticas en astrocitos, neuronas y capilares. Se observó compromiso del componente glio-vascular con retracción de astrocitos y ocupación del espacio con edema sobre la membrana basal; lo que constituye un claro indicio de alteración en la integridad de la BHE. La pérdida de la estructura de la BHE sería un factor que alteraría de la homeostasis de las neuronas y las células de la glia. Además, la pérdida en la integridad de la BHE favorece la libre entrada NH_4^+ y Mn^{2+} al SNC (Eizayaga y col., 2006).

A nivel subcelular, se observaron alteraciones mitocondriales como edema, pérdida y ruptura de la membrana interna, disminución del número de crestas y de la densidad electrónica de la matriz mitocondrial. Así como el NH_4^+, la Gln y el Mn^{2+} se encuentran involucrados en el desarrollo de edema citoplasmático, también podrían ser responsables, en parte, del edema mitocondrial. Aunque no se sabe con exactitud el mecanismo por el cual en la HE existe edema de bajo grado citotóxico o vascular, su inicio estaría mediado por estrés oxidativo y el mecanismo molecular sería vía la inducción del MPT (Norenberg y col., 2004; Norenberg y Rama Rao, 2007).

El análisis ultraestructural mostró además ciertas alteraciones en los axones neuronales caracterizados por fragmentación y condensación de algunas fibras mielínicas. La desmielinización es característica de muchos trastornos neurológicos, y puede producirse por lesiones locales, isquemia, tóxicos, inflamatorias o alteraciones metabólicas. En las patologías donde se describe edema cerebral se han encontrado alteraciones similares en el patrón de mielinización (Villalobos y col., 2009; Castejón 1985).

El análisis morfométrico de la GFAP es un parámetro sensible para evaluar la respuesta de los astrocitos bajo diferentes condiciones patológicas y experimentales. En el área CA1 del hipocampo del grupo MHE se observó hipertrofia e hiperplasia astrocitaria, lo que indica la existencia de una reacción astroglial como mecanismo de adaptación celular. La reacción astroglial es una respuesta bien caracterizada ante diferentes tipos de injurias al SNC (Brusco y col., 1997; Eng y Ghirnikar, 1994; Mathewson y Berry, 1985; Ridet y col, 1997; Tagliaferro y col., 1997; Tagliaferro y col., 2002). Los astrocitos se activan y se vuelven reactivos aumentando su expresión de GFAP y generando cambios en su morfología.

La S100b, a veces llamada factor de extensión de neuritas, es una proteína astroglial de localización citosólica y miembro de la familia de proteínas ligantes de Ca_2^+ (Santamaria Kisiel y col., 2006). Una vez liberada, la S100b ingresa en las neuronas uniéndose al Ca_2^+ citosólico y formando estructuras tetraméricas que se unen directamente con proteínas del citoesqueleto neuronal tales como la MAP-2 y los Nf-200, y puede también inhibir la fosforilación de éstas inhibiendo a la proteína kinasa C; ambas formas de interacción llevan a la estabilización del citoesqueleto neuronal. De esta manera, la S100b funciona como un factor neurotrófico al interactuar con diferentes proteínas del citoesqueleto como las dendritas y neurofilamentos, lo que permite la adecuada interacción entre neuronas y el mantenimiento de los circuitos neuronales asegurando una correcta sinapsis neuronal (Azmitia, 2001; Donato, 2003). La S100b tiene efectos en el metabolismo neuronal así como también astroglial;

interactúa directamente con la GFAP, en los mismos astrocitos, induciendo su expresión y estimulando la ramificación de sus prolongaciones citoplasmáticas, participando de esta manera en la activación y reacción astrocitaria (Azmitia, 2001; Donato, 2003; Reeves y col., 1994). La acumulación de la S100b observada en los astrocitos del grupo MHE puede deberse a un aumento en su producción, una disminución en su liberación, o a la combinación de ambos. Su menor disponibilidad resulta en una alteración de la conformación normal del citoesqueleto neuronal. En el caso de las observaciones en el hipocampo del grupo MHE, se podría sugerir que el NH_4^+ y/o el Mn_2^+ tienden a provocar una reacción astroglial con aumento de la GFAP, acumulación de S-100b intracitoplasmática que llevaría a la lesión dendrítica y de neurofilamentos con disminución en su contenido de MAP-2 y Nf-200. En cambio, en la corteza el aumento de la DOR de S-100b no se acompañó con un aumento en la expresión de GFAP, aunque las lesiones del citoesqueleto neuronal en la corteza fueron más severas que las observadas en el área CA1 del hipocampo.

En la capa V de la corteza piramidal del grupo MHE, ambos marcadores del citoesqueleto neuronal mostraron fibras con un perfil zigzagueante como "en sacacorchos" correspondiente tanto a axones como a dendritas. Este patrón patológico ha sido descripto en diferentes modelos experimentales de hipoxia-isquemia, alcoholismo materno-fetal, intoxicación con etanol, asfixia perinatal y en modelos de enfermedades neurodegenerativas en donde también se han encontraron alteraciones de las neuronas apicales con una morfología similar (Onizuka y col., 1996; Muramatsu y col., 1997; Evrard y col., 2003; Evrard y col., 2006; Evrard y Brusco 2011). Lo observado en el estudio ultraestructural concuerda con los resultados de los marcadores del citoesqueleto Nf-200 y MAP-2. Más aún, las imágenes al MET permiten entrever el desorden neuronal en el hipocampo del grupo MHE.

Los astrocitos, y las células de la neuroglia en general, distan mucho de ser el tipo de células antiguamente consideradas conectivas, de relleno o soporte. Más aún, pueden considerarse como células extremadamente versátiles que intervienen muy activamente en gran parte de los procesos del SNC. Dado que las neuronas son críticamente dependientes, en su correcto funcionamiento y en el establecimiento de nuevos circuitos neuronales, de la integridad del citoesqueleto, los presentes hallazgos en el hipocampo y la corteza concuerdan en forma consistente con las alteraciones conductuales observadas en el grupo MHE. Esto podría deberse a trastornos en el aprendizaje y en la memoria espacial que llevaría a desarrollar alteraciones en el funcionamiento cognitivo (Osborne y Butler, 1983; Markwiese y col., 1998; White y Swartzwelder, 2004).

Es importante resaltar que en ninguna de las áreas del SNC estudiadas se observaron cambios en el número de neuronas NeuN-ir. Los valores de NH_4^+ en el grupo MHE se consideran hiperamonemias moderadas. Podría sugerirse entonces, que el bajo grado de exposición al NH_4^+ es incapaz de inducir macadas alteraciones estructurales, como por ejemplo la disminución en el número de neuronas, aunque sí alteraciones ultraestructurales y más aún, en la expresión de distintas moléculas marcadoras de las relaciones neuro-gliales. Es esperable entonces que en una condición de hiperamonemia moderada la injuria celular sea, también, moderada.

Los capilares, junto con los astrocitos, son componentes fundamentales de la BHE. En el hipocampo del grupo MHE se describió un proceso caracterizado por un aumento de capilares con modificaciones del área de los vasos sanguíneos. Tomando en conjunto los cambios en los capilares y las alteraciones ultraestructurales descriptas, se evidencia que en el grupo MHE existen alteraciones en la integridad de la BHE. Existen estudios que indican que ante la injuria cerebral tóxica o isquémica se produce un aumento en la permeabilidad de la BHE (Jalan y Hayes 1997; Felipo y Butterworth 2002; Krum y Khaibullina 2003). En estudios previos de nuestro Laboratorio realizados en un modelo de HPP a los 14 días de la PVL, se documentó una alteración de la permeabilidad de la BHE evidenciada por la técnica de infusión transcardíaca de azul de Trypan, la administración endovenosa de azul de Evans y el aumento del contenido proteico en el LCR. Además se registró un aumento en los capilares inmunoreactivos al factor de von Willebrand y aumento en el tamaño de las células endoteliales en el área CA1 del hipocampo (Scorticati y col., 2001). Estos resultados concuerdan con lo observado en el grupo MHE al día 10 post-PVL.

El aumento en el área de los capilares de la BHE marcados con Nestina podría estar relacionado con una alteración en el metabolismo cerebral energético. De esta forma, el suministro de oxígeno a nivel celular estaría afectado con la consiguiente respuesta vascular para poder sostener la actividad metabólica celular y abastecer a las células de energía (Cavaglia y col., 2001). El área CA1 del hipocampo es una de las zonas más sensibles a la isquemia cerebral. Se ha documentado un aumento en la densidad de capilares e indicios de disfunción mitocondrial en el área CA1 del hipocampo en el cerebro de ratas con hipoperfusión cerebral. El correlato clínico podría interpretarse, como que también existe una alteración del hipocampo que se expresa con mayor frecuencia en los pacientes con un episodio isquémico que lleva a la pérdida de la memoria reciente (O´Carroll y col., 1991; Sekhon y col., 1997; Scorticati y col., 2001; Lorez-Arnaiz y col., 2005).

Tanto el proceso angiogénico como la reactividad del los astrocitos GFAP-ir descriptas en el área CA1 del hipocampo no fueron observadas en la corteza del grupo MHE, lo que sugiere una respuesta diferencial ante el aumento moderado en la concentración de NH_4^+ y/o Mn_2^+ en las áreas estudiadas. Este fenómeno podría explicar las diferencias observadas en las neuronas y astrocitos en el hipocampo respecto a la corteza. El aumento en la actividad metabólica observada en el hipocampo podría deberse a un aumento en la actividad vascular lo que llevaría a una respuesta de adaptación celular caracterizada por la reactividad astrocitaria sin alterar la morfología neuronal. En cambio, en la corteza cerebral los capilares y astrocitos no sufrieron el mismo proceso de adaptación, aunque las alteraciones a nivel neuronal fueron, aunque moderadas, más severas que las observadas en el hipocampo. Además, en las neuronas de la corteza se observó la expresión del factor inducible por hipoxia HIF-1α. Es así que la angiogénesis representa un proceso local en respuesta a una disminución en los niveles de oxígeno. A nivel molecular, es un proceso coordinado y regulado por vías intracelulares y por la acción de proteínas sensibles al oxígeno, entre ellas el HIF-1α, que regula la expresión de diversos factores angiogénicos (Lee y col., 2009). Estos resultados coinciden con la redistribución del FSC que se observa en los pacientes con HE (Ahl y col., 2004).

El factor inducible por hipoxia HIF, es un factor de transcripción constituido por dos subunidades denominadas α y β. Existen tres tipos distintos de genes para las subunidades α y tres para las β, según la subunidad α que lo conforme, se denominará

HIF-1, HIF-2 o HIF-3. Las tres subunidades α tienen capacidad para unirse a cualquiera de las subunidades β, pero dependiendo de qué clase de heterodímero se forme, la eficacia del factor de transcripción para incrementar la expresión de sus genes dianas varía (Wang y col., 1995; Semenza, 2000). El HIF-1α constituye, de entre todos los HIF, el principal regulador de la expresión de genes y determina la expresión de ciertas proteínas, algunas con propiedades pro-apoptóticas y otras relacionadas con la supervivencia celular (Semenza, 2009). Los efectos de la activación del HIF-1α son diferentes en las etapas tempanas y tardías del episodio isquémico y dependen de la duración y gravedad de la hipoxia y del estado madurativo del SNC. El HIF-1α reconoce y se une a los motivos del ADN nuclear denominadas elementos de respuesta a hipoxia y se encuentra asociados a gran número de genes entre los que destacan los de casi todas las enzimas de la glucolisis, así como el transportador de glucosa GLUT1 y GLUT3. Los genes con mayor relación en la supervivencia celular son los de la eritropoyetina y de su receptor, además de la expresión del factor de crecimiento vascular endotelial (VEGF), que es fundamental durante los estadios de desarrollo (Comerford y col., 2002; Wartenberg y col., 2003; Lee y col., 2009). El HIF-1α regula la expresión los genes de resistencia a multidrogas (MDR-1), endotelina 1 y la óxido nítrico sintasa 2, entre otros (Semenza y col., 1991; Liu y Simon, 2004).

En condiciones de normoxia, los ARN mensajeros para las subunidades α y β del HIF-1 así como sus productos proteicos se expresan de modo constitutivo, aunque las subunidades α se encuentran en continua degradación (Jiang y col., 1996). La degradación del HIF-1 depende de la hidroxilación de los residuos de prolina que se encuentran localizados en una región dependiente de oxígeno y se realiza mediante la acción de enzimas con dominios prolina-hidroxilasas (Huang y col., 2002). La hidroxilación de las subunidades α es reconocida por la proteína supresora de tumores von Hippel-Lindau (pVHL), quien se une a un complejo multienzimático que reconoce los sitios hidroxilados y liga una cadena de poliubiquitina que sirve de señal al proteasoma para degradar al HIF-1α. (Masson y col., 2001; Tanimoto y col., 2000; Ivan y col., 2001; Ohh y col., 2000). La eficacia del sistema de degradación del HIF-1α mediado por hidroxilación, reconocimiento por la pVHL, marcaje con ubiquitina y proteolisis a través del proteasoma es tan eficaz que, en condiciones de normoxia, hace casi indetectable la expresión de la proteína mediante las técnicas de rutina. El estimulo más conocido capaz de estabilizar al HIF-1α es la hipoxia; la estabilidad se alcanza rápidamente y es debido a que la ruta de degradación de HIF-1α queda bloqueada (Ke y Costa 2006). Una vez expresado, el HIF-1α desencadena una vía de señalización que conforma un mecanismo de adaptación y protección celular ante la hipoxia, la isquemia y otras condiciones de déficit energético fisiopatológicas.

La expresión del HIF-1α se evidenció en las neuronas de la corteza del grupo MHE. Para corroborar que la expresión del HIF-1α era funcional, se analizó la expresión del Epo-R y de la P-gp; ambas proteínas tienen expresión neuronal y son reguladas por el HIF-1α. El Epo-R se encuentra en relación con la homeostasis del oxígeno y la P-gp, producto de la transcripción del MDR-1, se encuentra relacionada con la detoxificación de drogas y tóxicos. Se ha establecido que en el SNC el Epo-R y la P-gp tienen actividad neuroprotectora (Buemi y col., 2002; Merelli y col., 2011). Existen estudios que indican que el cobalto (Co_2^+) y el hierro (Fe_2^+) interfieren en la degradación del HIF debido a su naturaleza química (Lazarowski y col., 2007; Wang y col., 1995; Yuan y col., 2003). Es así que se podría postular una vía inducida por el aumento en la concentración de NH_4^+ y/o Mn_2^+ en el modelo de MHE; estas neurotoxinas simularían un estado hipóxico al impedir la interacción entre HIF-1α y la pVHL, impidiendo que continúe el proceso de marcación con ubiquitina y bloqueando la degradación de HIF-1α, tal como ocurre en los modelos con presencia de Co_2^+ y Fe_2^+.

Muchas de las alteraciones observadas en los animales del grupo MHE son similares a lo descripto en los procesos de hipoxia tisular. De hecho, el HIF-1α regula el metabolismo energético mitocondrial (Semenza, 2009), organela blanco del NH_4^+ en el modelo de MHE inducida por PVL. Asimismo, la hipoxia es una señal para la inducción de apoptosis por vía mitocondrial y es una de las causas de disfunción mitocondrial. Por otro lado, en el grupo MHE se observaron alteraciones ultraestructurales de las mitocondrias como fisión mitocondrial, presencia de edema con pérdida de crestas y membranas internas. Estas alteraciones podrían ser las responsables de la disfunción mitocondrial con la concomitante alteración en el metabolismo energético cerebral. Uno de los aspectos importantes en las alteraciones vinculadas con la fosforilación oxidativa y el metabolismo energético es la capacidad de las mitocondrias para inducir apoptosis involucrando la apertura del MPT. Existen estudios relacionados con síndromes hiperamonémicos en los que se evaluó la integridad mitocondrial mediante el desarrollo de edema, formación de ROS e inducción del MPT (Norenberg y Rama Rao, 2007), pero en ninguno de estos se estudiaron las alteraciones del metabolismo celular energético a través de la evaluación de la función mitocondrial y muerte celular. Es más, todos estos estudios se realizaron por técnicas *in-vitro* en cultivos de astrocitos tratados con dosis milimolares de NH_4^+ y/o Mn_2^+, lo que no reflejaría una situación patológica como la HE. Estos estudios proponen al NH_4^+ y al Mn_2^+ como los responsables de disfunción mitocondrial debido a que ambos son capaces de inactivar enzimas mitocondriales antioxidantes y podrían interferir en el mecanismo quimiosmótico de conservación de la energía en la fosforilación oxidativa con el consecuente exceso en la formación de ROS y NOS (Zhang y col., 2003; Bosoi y Rose, 2009).

En el presente estudio, se han observado alteraciones histopatológicas coincidentes con la presencia de células positivas con la técnica de TUNEL, lo que indicaría la presencia de apoptosis en el hipocampo del grupo MHE asociada con la disfunción mitocondrial. Teniendo en cuenta el daño mitocondrial observado por microscopia electrónica, se analizó la vía mitocondrial como posible mecanismo molecular desencadenante. La disfunción mitocondrial se evidenció mediante el estudio del desacople en la forsforilación oxidativa que llevó a una disminución en la función mitocondrial y en la actividad de los diferentes complejos de la cadena respiratoria mitocondrial. Una de las características más importantes de la apoptosis por vía mitocondrial consiste en la migración de la proteína pro-apoptótica Bax desde el citosol hasta la membrana mitocondrial externa alterando así su relación con proteínas anti-apoptóticas de la familia Bcl-2 tal como Bcl-xL. Ante una señal de apoptosis Bax se inserta en la membrana externa mitocondrial produciendo un aumento en la permeabilidad liberándose factores del espacio intermembrana como el citocromo c. El mecanismo de la liberación de citocromo c estaría mediado por la inducción del MPT (Gogvadze y col., 2001). El aumento de Bax, la despolarización de la membrana mitocondrial y la presencia de edema se relacionan con la inducción del MPT. Estos hallazgos coinciden con los resultados obtenidos en varios modelos experimentales utilizados para estudiar mecanismos apoptóticos (Deckwerth y col., 1996; Mattiasson y col., 2003; Green y Kroemer 2004). En las membranas mitocondriales del hipocampo del grupo MHE se observó un aumento de la expresión de Bax, de la relación Bax/Bcl-xL y una disminución del contenido remanente de citocromo c mitocondrial.

La capacidad mitocondrial para inducir apoptosis involucrando la apertura del MPT se convierte en un aspecto importante en las alteraciones vinculadas con la fosforilación oxidativa y metabolismo energético. El NH_4^+ y al Mn_2^+ podrían tener la habilidad de producir alteraciones que, de forma directa o indirecta, causen disfunción mitocondrial con liberación de citocromo c, inducción del MTP y edema. Finalmente ante la alteración del metabolismo energético, sería la misma mitocondria quien module la señalización de vías apoptóticas para la muerte celular. En base a los resultados obtenidos, se puede sugerir que los animales del grupo MHE presentan muerte celular por apoptosis vía mitocondrial en el área CA1 del hipocampo.

CONCLUSIONES

Los cambios aquí presentados son los primeros registros de la MHE experimental. Asimismo, se comprobó que, a los 10 días de la cirugía, el grupo con MHE inducida por la PVL cumple con las características principales de la HE de tipo B, de acuerdo con los estándares fijados por la ISHEN.

Se describieron alteraciones estructurales y funcionales en el hipocampo y en la corteza cerebral. El grupo MHE presentan hiperamonemia moderada, con alteraciones en el metabolismo del NH_4^+ y cambios en la conducta. Además, de la PH presentan aumento plasmático de Mn_2^+, sin patología hepatocelular intrínseca. En el hipocampo, se evidenció la presencia de las células características de la HE, los astrocitos Alzheimer tipo II, aumento en la concentración de Gln y acumulación tisular de Mn_2^+. Se observó una desorganización de la citoarquitectura general del hipocampo con alteraciones nucleares y citoplasmáticas en los diferentes tipos celulares y en sus organelas. A nivel astrocitario se pudo observar un proceso de adaptación celular caracterizado por hipertrofia e hiperplasia. No se registró variación en el número de neuronas, aunque éstas presentaron una disminución en sus procesos, caracterizados por una disminución del área de las fibras dendríticas y neurofilamentos. Se pudo evidenciar un proceso angiogénico caracterizado por un aumento en el área de los capilares con modificaciones de su diámetro. Se describe además un proceso de muerte celular asociada a la disfunción mitocondrial en el hipocampo.

A diferencia de lo observado en el hipocampo, en la capa V de la corteza cerebral no se evidenció un proceso de adaptación celular en los astrocitos, ni un proceso angiogénico. Las alteraciones que se evidenciaron en la corteza cerebral se limitaron a cambios de la morfología neuronal, caracterizada por una disminución en sus procesos, del área de las fibras dendríticas y neurofilamentos con claras alteraciones del citoesqueleto neuronal. Por otro lado, la expresión del HIF-1α y de dos de las proteínas por éste reguladas, se observó sólo en neuronas de la corteza cerebral. Esto sugiere que en la MHE inducida por la PVL, existen alteraciones a nivel del SNC que son focales y diferenciales según la zona afectada.

La MHE se trata de un estadio subclínico que presenta un desarrollo fisiopatológico crónico asociado a un proceso adaptativo cerebral. El estudio de la MHE es de gran utilidad para identificar las vías que inician o desencadenan los mecanismos fisiopatológicos que posteriormente se interrelacionan en los estadios avanzados. Una vez disparada esta interrelación se establece una condición muy compleja que dificulta el poder dilucidar cuál ha sido el mecanismo o vía iniciadora.

Comprender la patogénesis de la MHE proporcionaría un marco teórico con el fin de encontrar un marcador bioquímico precoz de ésta etapa subclínica. Además, aportaría en gran medida a su diagnóstico, y posteriormente al desarrollo de terapéuticas adecuadas.

REFERENCIAS

Abraldes JG, Pasarín M, García Pagán JC. Animal models of portal hypertension. World J Gastroenterol 2006; 12(41):6577-6584.

Ahl B, Weissenborn K, van den Hoff J, Fischer Wasels D, Köstler H, Hecker H, Burchert W. Regional differences in cerebral blood flow and cerebral ammonia metabolism in patients with cirrhosis. Hepatol 2004; 40(1):73-79.

Ahn KS, Sethi G, Aggarwal BB. Nuclear factor-kappa B: from clone to clinic. Curr Molec Med 2007; 7:619–637.

Aickin C, Deisz RA, and Lux HD. Ammonium action on post-synaptic inhibition in crayfish neurones: implications for the mechanism of chloride extrusion. J Physiol 1982; 329:319–339.

Albrecht J, Norenberg MD. Glutamine: a Trojan horse in ammonia neurotoxicity. Hepatol 2006; 44(4):788-794.

Anderson CM, Nedergaard M. Astrocyte-mediated control of microcirculation. Trends Neurosci 2003; 26 (7): 340-344.

Azmitia EC. Modern views on an ancient chemical: serotonin effects on cell proliferation, maturation, and apoptosis. Brain Res Bull 2001; 56 (5):413–424.

Baldwin AS Jr. The NF-kappa B and I kappa B proteins: new discoveries and insights. Annu Rev Immunol 1996; 14:649–683.

Bernardi P, Colonna R, Costantini P, Eriksson O, Fontaine E, Ichas F, Massari S, Nicolli A, Petronilli V, Scorrano L. The mitochondrial permeability transition. Biofactors 1998; 8(3-4):273-81.

Boer LA, Panatto JP, Fagundes DA, Bassani C, Jeremias IC, Daufenbach JF, Rezin GT, Constantino L, Dal-Pizzol F, Streck EL. Inhibition of mitochondrial respiratory chain in the brain of rats after hepatic failure induced by carbon tetrachloride is reversed by antioxidants. Brain Res Bull 2009; 28;80(1-2):75-8.

Bosch J, Abraldes JG, Groszmann R. Current management of portal hypertension. J Hepatol 2003; 38(1):S54-8.6.

Bosoi CR, Rose CF. Identifying the direct effects of ammonia on the brain. Metab Brain Dis 2009; 24(1):95-102.

Brodersen, CE; Ghirardi MG; Chiapella AC; Ponte AP; Segal ES; KoenEK. Test de similitudes para la detección de la encefalopatía mínima. Acta Gastroenterol Latinoam 2006; 36(3) 97.

Bromberg PAE, Robin, ED, Forkner CE. The existence of ammonia in blood in vivo with observation of the significance of the NH_4-NH_3 system. J Clin Invest 1960; 39:332–341.

Brusco A, Pecci Saavedra J, García G, Tagliaferro P, Evangelista de Duffard AM, Duffard R. 2,4-Dichlorophenoxyacetic acid through lactation induces astrogliosis in rat brain. Mol Chem Neuropathol 1997; 30:175–185.

Brusilow SW, Koehler RC, Traystman RJ, Cooper AJL. Astrocyte glutamine synthetase: importance in hyperammonemic syndromes and potential target for therapy. Neurotherapeutics 2010; 7: 452–470.

Buemi M, Cavallaro E, Floccari F, Sturiale A, Aloisi C, Trimarchi M, Grasso G, Corica F, Frisina N. Erythropoietin and the brain: from neurodevelopment to neuroprotection. Clin Sci (Lond) 2002; 103(3):275-82.

Bustamante J, Czerniczyniec A, Cymering C, Lores Arnaiz S. Age related changes from youth to adulthood in rat brain cortex: nitric oxide synthase and mitochondrial respiratory function. Neurochem Res 2008; 33(7):1216–1223.

Bustamante J, Rimola A, Ventura PJ, Navasa M, Cirera I, Reggiardo V, Rodés J. Prognostic significance of hepatic encephalopathy in patients with cirrhosis. J Hepatol 1999; 30(5):890-895.

Butterworth RF, Norenberg MD, Felipo V, Ferenci P, Albrecht J, Blei AT. Experimental models of hepatic encephalopathy: ISHEN guidelines. Liver Int 2009; 29(6):783-788.

Butterworth, RF. Complications of cirrhosis III. Hepatic encephalopathy. J Hepatol 2000; 32:171–180.

Buttherworth RF, Vaquero J. Hepatic Encephalopathy, en The Liver: Biology and Pathobiology (Fifth Edition) Arias, Alter, Boyer, Cohen, Fausto, Shafritz and Wolkoff, Eds. 2009 John Wiley & Sons, Ltd.

Butz M, Timmermann L, Braun M, Groiss SJ, Wojtecki L, Ostrowski S, Krause H, Pollok B, Gross J, Südmeyer M, Kircheis G, Häussinger D, Schnitzler A. Motor impairment in liver cirrhosis without and with minimal hepatic encephalopathy. Acta Neurol Scand 2010; 122(1):27-35.

Caltana L, Merelli A, Lazarowski A, Brusco A. Neuronal and glial alterations due to focal cortical hypoxia induced by direct cobalt chloride ($CoCl_2$) brain injection. Neurotox Res 2009; 15(4):348-358.

Casellas P, Galiegue S, Basile AS. Peripheral benzodiazepine receptors and mitochondrial function. Neurochem Int 2002; 40(6):475-86.

Castejón, O. Electron microscopic study of central axons degeneration in traumatic human brain edema. J Submicrosc Cytol 1985; 17(4):703-18.

Cavaglia M, Dombrowski SM, Drazba J, Vasanji A, Bokesch PM, Janigro D: Regional variation in brain capillary density and vascular response to ischemia. Brain Res 2001; 910:81-93.

Chance B, Williams GR. The respiratory chain and oxidative phosphorylation. Adv Enzymol 1956; 17:65–134

Chao S. Estrategia Terapéutica, en Encefalopatía Hepática. 2012. Editorial Verlag. AV Akademikerverlag GmbH & Co. KG, Deutschland. ISBN 978-3-659-04031-3.

Chojkier M, Groszmann RJ. Measurement of portal-systemic shunting in the rat by using gamma-label microspheres. Am J Physiol 1981; 240, G 371-375.

Cichoz-Lach H, Celiński K, Słomka M, Kasztelan-Szczerbińska B. Pathophysiology of portal hypertension. J Physiol Pharmacol 2008; 59(2):231-238.

Ciećko-Michalska I, Szczepanek M, Słowik A, Mach T. Pathogenesis of hepatic encephalopathy. Gastroenterol Res Pract 2012; 2012:642108.

Comerford KM, Wallace TJ, Karhausen J, Louis NA, Montalto MC, Colgan SP. Hypoxia-inducible factor-1- dependent regulation of the multidrug resistance (MDR1) gene. Cancer Res 2002; 62(12):3387–3394.

Cooper AJ, Mora SN, Cruz NF, Gelbard AS. Cerebral ammonia metabolism in hyperammonemic rats. J Neurochem 1985; 44(6):1716-23.

Cooper AJ, Plum F. Biochemistry and physiology of brain ammonia. Physiol Rev 1987; 67(2):440-519.

Czerniczyniec A, Bustamante J, Lores Arnaiz S. Modulation of brain mitochondrial function by deprenyl. Neurochem Int 2006; 48:235–241.

Das A, Dhiman RK, Saraswat VA, Verma M, Naik SR. Prevalence and natural history of subclinical hepatic encephalopathy in cirrhosis. J Gastroenterol Hepatol 2001; 16(5):531-5.

De Cruz S, Espiritu JR, Zeidler M, Wang TS Sleep disorders in chronic liver disease SeminRespirCrit Care Med. 2012; 33(1):26-35.

De Franchis R. Evolving Consensus in Portal Hypertension Report of the Baveno IV Consensus Workshop on methodology of diagnosis and therapy in portal hypertension. J Hepatol 2005; 43:167-176.

Deckwerth TL, Elliot JL, Knudson CM, Johnson EM Jr, Snider WD, Korsmeyer SJ. Bax is required for neuronal death after trophic factor deprivation and during development. Neuron 1996; 17:401–411.

Díaz Gómez, Daniel, Jover Cobos, Maria, Campo Castillo, Jose Antonio del, Galindo Galindo, Antonio Jesus, Romero Gómez, Manuel. Experimental models for hepatic encephalopathy. En: Revista española de enfermedades digestivas 2011; vol. 103; núm. 10; pag. 536-541.

Donato R. Intracellular and extracellular roles of S100 proteins. Microsc Res Tech 2003; 60:540–551.

Durkin TA, Anderson GM, Cohen DJ. HPLC analysis of neurotransmitter amino acids in brain. J Chromatogr 1988; vol. 428; pp. 9–15.

Dyken ME, Afifi AK, Lin-Dyken DC. Sleep-related problems in neurologic diseases; Chest. 2012; 141(2):528-44.

Eizayaga F, Scorticati C, Prestifilippo JP, Romay S, Fernandez MA, Castro JL, Lemberg A, Perazzo JC. Altered blood-brain barrier permeability in rats with prehepatic portal hypertension turns to normal when portal pressure is lowered. World J Gastroenterol. 2006; 7;12(9):1367-72.

Eizayaga FX. Sistema Porta Hepático, su Anatomía y Fisiopatología de la Hipertensión Portal, en Encefalopatía Hepática. 2012. Editorial Verlag. AV Akademikerverlag GmbH & Co. KG, Deutschland. ISBN 978-3-659-04031-3.

Eng LF, Ghirnikar RS. GFAP and astrogliosis. Brain Pathol. 1994; 4(3):229-37.

English JM, Cobb MH. Pharmacological inhibitors of MAPK pathways. Trends Pharmacol Sci 2002; 23(1):40-5.

Essman WB. Differences in locomotor activity and brain-serotonin metabolism in differentially housed mice. J Comp Physiol Psychol. 1968; 66(1):344-6.

Estabrook RW. Mitochondrial respiratory control and the polarographic measurement of ADP:O ratios. Methods Enzymol 1967; 10:41–47.

Evrard SG, Brusco A. Ethanol effects on the cytoskeleton of nerve tissue cells. Book by Nixon & Yuan "Cytoskeleton of the Nervous System" Springer Ed. 2011; 29:697-758.

Evrard SG, Duhalde Vega M, Ramos AJ, Tagliaferro P, Brusco A. Altered neuron–glia interactions in a low, chronic prenatal ethanol exposure. Dev Brain Res 2003; 147:119–133.

Evrard SG, Duhalde-Vega M, Tagliaferro P, Mirochnic S, Caltana LR, Brusco A. A low chronic ethanol exposure induces morphological changes in the adolescent rat brain that are not fully recovered even after a long abstinence: an immunohistochemical study. Exp Neurol 2006; 200(2):438-459.

Felipo V, Butterworth RF. Neurobiology of ammonia. Prog in Neurobiol 2002; 67:259-279.

Felipo V. Alterations in neurotransmission in hepatic encephalopathy, en Hepatic Encephalopathy. 2008; 15-37. Eds Arroyo V, Romero-Gomez M. Permanyer Publications. Mallorca, Barcelona, Spain. ISBN 978-84-96762-59-6.

Felipo V. Contribution of altered signal transduction associated to glutamate receptors in brain to the neurological alterations of hepatic encephalopathy. World J Gastroenterol 2006; 28;12(48):7737-43.

Fellin T, Carmignoto G. Neuron-to-astrocyte signalling in the brain represents a distinct multifunctional unit. J Physiol 2004; 559 (1): 3-15.

Ferenci P, Lockwood A, Mullen K, Tarter R, Weissenborn K, Blei A and the Members of the Working Party. Hepatic Encephalopathy-Definition, Nomenclature, Diagnosis, and Quantification: Final Report of the Working Party at the 11th World Congresses of Gastroenterology, Vienna, 1998. Hepatol 2002; 35:716-721.

Ginés P, Berl T, Bernardi M, Bichet DG, Hamon G, Jiménez W, Liard JF, Martin PY, Schrier RW. Hyponatremia in cirrhosis: from pathogenesis to treatment. Hepatology 1998; 28(3):851-64.

Ginés P, Quintero E, Arroyo V, Terés J, Bruguera M, Rimola A, Caballería J, Rodés J, RozmanC. Compensatedcirrhosis: natural history and prognosticfactors. Hepatology 1987; 7(1):122.

Gjedde A, Keiding S, Vilstrup H, Iversen P. No oxygen delivery limitation in hepatic encephalopathy. Metab Brain Dis 2010; 25(1):57-63.

Gogvadze V, Robertson JD, Zhivotovsky B, Orrenius S. Cytochrome c release occurs via Ca_2^+ dependent and Ca_2^+ independent mechanisms that are regulated by Bax. Proc Natl Acad Sci USA 2001; 99(3):1259–1263.

Grace ND, Groszmann RJ, Garcia-Tsao G, Burroughs AK, Pagliaro L, Makuch RW, Bosch J, Stiegmann GV, Henderson JM, de Franchis R, Wagner JL, Conn HO, Rodes J. Portal hypertension and variceal bleeding: an AASLD single topic symposium. Hepatology 1998; 28(3):868-80.

Green DR, Kroemer G. The pathophysiology of mitochondrial cell death. Science 2004; 305:626–629.

Groeneweg M, Quero JC, De Bruijn I, Hartmann IJ, Essink-bot ML, Hop WC, Schalm SW. Subclinical hepatic encephalopathy impairs daily functioning. Hepatol 1998; 28(1):45-49.

Gupta TK, Chen L, Groszmann RJ. Pathophysiology of portal hypertension. Baillieres Clin Gastroenterol 1997; 11:203-219.

Gutierrez J, Ballinger SW, Darley-Usmar VM, Landar A. Free radicals, mitochondria, and oxidized lipids: the emerging role in signal transduction in vascular cells. Circ Res 2006; 27;99(9):924-32.

Haas HL, Lin JS. Waking with the hypothalamus. Pflugers Arch. 2012; 463(1):31-42.

Ham AW, Cormack DH. Tratado de Histología. 8 ed. Interamericana. México 1986; 1079.

Hartmann IJ, Groeneweg M, Quero JC, Beijeman SJ, de Man RA, Hop WC, Schalm SW. The prognostic significance of subclinical hepatic encephalopathy. Am J Gastroenterol 2000; 95(8):2029-2034.

Haywood, H. Perceptual handicap: Fact or artifact? Child Study 1966; vol 28(4), 2-14.

Hazell AS, Normandin L, Norenberg MD, Kennedy G, Yi JH. Alzheimer type II astrocytic changes following sub-acute exposure to manganese and its prevention by antioxidant treatment. Neurosci Lett Apr 2006; 3;396(3):167-71.

Huang LE, Pete EA, Schau M, Milligan J, Gu J. Leu-574 of HIF-1alpha is essential for the von Hippel-Lindau (VHL)-mediated degradation pathway. J Biol Chem 2002; 277(44):41750-41755.

Ivan M, Kondo K, Yang H, Kim W, Valiando J, Ohh M, Salic A, Asara JM, Lane WS, Kaelin WG, Jr. HIFalpha targeted for VHL-mediated destruction by proline hydroxylation: implications for O_2 sensing. Science 2001; 292(5516):464-468.

Jalan R, Hayes PC. Hepatic encephalopathy and ascites. Lancet 1997; 1;350(9087):1309-15.

Jayakumar AR, Rama Rao KV, Kalaiselvi P, Norenberg MD. Combined effects of ammonia and manganese on astrocytes in culture. Neurochem Res 2004; 29(11):2051-2056.

Jiang BH, Semenza GL, Bauer C, Marti HH. Hypoxia-inducible factor 1 levels vary exponentially over a physiologically relevant range of O2 tension. Am J Physiol 1996; 271(4 Pt 1):C1172-C1180.

Jones EG, Cowan WM. Tejido nervioso. En: Weiss L (ed.) Histología. Ed. El Ateneo, Buenos Aires 1986; cap. 8: pp 258-337.

Kandel ER. Nerve cells and behavior. En: Kandel ER, Schwartz JH, Jessell TM (eds). Principles of neural science. 3rd ed. Elsevier, New York 1991; pp 18-32.

Ke Q, Costa M. Hypoxia-inducible factor-1 (HIF-1). Mol Pharmacol 2006; 70(5):1469-1480.

Kelly T, Kafitz KW, Roderigo C, Rose CR. Ammonium-evoked alterations in intracellular sodium and pH reduce glial glutamate transport activity. Glia 2009; 57(9):921-34.

Kimelberg HK. Functions of mature mammalian astrocytes: a current view. Neuroscientist 2010; 16(1):79-106.

Kosenko E, Kaminsky Y, Kaminsky A, Valencia M, Lee L, Hermenegildo C, Felipo V. Superoxide production and antioxidant enzymes in ammonia intoxication in rats. Free Radic Res 1997; 27(6):637-44.

Krieger D, Krieger S, Jansen O, Gass P, Theilmann L, Lichtnecker H. Manganese and chronic hepatic encephalopathy. Lancet 1995; 346(8970):270-274.

Kroeger RJ, Groszmann RJ. Increased portal venous resistance hinders portal pressure reduction during the administration of beta-adrenergic blocking agents in a portal hypertensive model. Hepatology 1985; 5:97-101.

Krum JM, Khaibullina A. Inhibition of endogenous VEGF impedes revascularization and astroglial proliferation: roles for VEGF in brain repair. Exp Neurol 2003; 181(2):241-57.

Kumar V, Abbas AK, Fausto N, Aster, JC. Liver and Biliary Tract, en Robbins and Cotran Pathologic Basis of Disease. 2010; Eighth Edition. Philadelphia, PA, USA.

Kuntz E, Kuntz HD. Portal Hypertension, en Hepatology Principles and Practice. Springer 2006 Medizin Verlag Heidelberg. Berlin, Germany.

Lauridsen MM, Jepsen P, Vilstrup H. Critical flicker frequency and continuous reaction times for the diagnosis of minimal hepatic encephalopathy: a comparative study of 154 patients with liver disease. Metab Brain Dis 2011; 26(2):135-9.

Lazarowski A, Caltana L, Merelli A, Rubio MD, Ramos AJ, Brusco A. Neuronal mdr-1 gene expression after experimental focal hypoxia: a new obstacle for neuroprotection? J Neurol Sci 2007; 15;258(1-2):84-92.

Le Bars D, Gozariu M, Cadden SW. Animal models of nociception. Pharmacol Rev 2001; 53(4):597-652.

Lee HS, Han J, Bai HJ, Kim KW. Brain angiogenesis in developmental and pathological processes: regulation, molecular and cellular communication at the neurovascular interface. Febs J 2009; 276(17):4622-4635.

Liu L, Simon MC. Regulation of transcription and translation by hypoxia. Cancer Biol Ther 2004; 3(6):492-497.

Lores Arnaiz S, Perazzo JC, Prestifilipo JC, Lago N, Da´mico G, Czerniczyniec A, Bustamante J, Boveris A, Lemberg A. Hippocampal mitochondrial dysfunction with decreased mtNOS activity in prehepatic portal hypertensive rats. Neurochem Int 2005; 47:362–368.

Marchetti P, Castedo M, Susin SA, Zamzami N, Hirsch T, Macho A, Haeffner A, Hirsch F, Geuskens M, Kroemer G. Mitochondrial permeability transition is a central coordinating event of apoptosis. J Exp Med 1996; 184:1155–1160.

Marchetti P, D'Avanzo C, Orsato R, Montagnese S, Schiff S, Kaplan PW, Piccione F, Merkel C, Gatta A, Sparacino G, Toffolo GM, Amodio P. Electroencephalography in patients with cirrhosis. Gastroenterology 2011; 141(5):1680-9.

Markwiese BJ, Acheson SK, Levin ED, Wilson WA, Swartzwelder HS. Differential effects of ethanol on memory in adolescent and adult rats. Alcohol Clin Exp Res 1998; 22 (2): 416-421.

Martinez Hernandez A, Bell KP, Norenberg MD. Glutamine synthetase: glial localization in brain. Science 1977; 195(4284):1356-8.

Masson N, Willam C, Maxwell PH, Pugh CW, Ratcliffe PJ. Independent function of two destruction domains in hypoxia-inducible factor-alpha chains activated by prolyl hydroxylation. EMBO J 2001; 20(18):5197-5206.

Mathewson AJ y Berry M. Observations on the astrocyte response to a cerebral stab wound in adult rats. Brain Res 1985; 327:6 l-69.

Mattiasson G, Friberg H, Hansson M, Elme´r E, Wieloch T. Flow cytometric analysis of mitochondria from CA1 and CA3 regions of rat hippocampus reveals differences in permeability transition pore activation. J Neurochem 2003; 87:532–544.

McEnery MW, Snowman AM, Trifiletti RR, Snyder SH. Isolation of the mitochondrial benzodiazepine receptor: association with the voltage-dependent anion channel and the adenine nucleotide carrier. Proc Natl Acad Sci 1992; 15;89(8):3170-4.

Melnyk LJ, Morgan JN, Fernando R, Pellizzari ED, Akinbo O. Determination of metals in composite diet samples by inductively coupled plasma-mass spectrometry. J. AOAC Int 2003; vol. 86, pp. 439– 447.

Merelli A, Caltana L, Lazarowski A, Brusco A. Experimental evidence of the potential use of erythropoietin by intranasal administration as a neuroprotective agent in cerebral hypoxia. Drug Metabol Drug Interact 2011; 26(2):65-69.

Middeldorp J, Hol EM. GFAP in health and disease. Prog Neurobiol 2011; 93(3):421-43.

Mondzac A, Ehrlich GE, Seegmiller JE. An enzymatic determination of ammonia in biological fluids. J Lab Clin Med 1965; 66(3):526-31.

Montagnese S, Middleton B, Mani AR, Skene DJ, Morgan MY. On the origin and the consequences of circadian abnormalities in patients with cirrhosis. Am J Gastroenterol 2010; 105(8):1773-81.

Montgomery JY, Bajaj JS. Advances in the evaluation and management of minimal hepatic encephalopathy. Curr Gastroenterol Rep 2011; 13(1):26-33.

Moser H. Electrophysiological evidence for ammonium as a substitute for potassium in activating the sodium pump in a crayfish sensory neuron. Can J Physiol Pharmacol 1987; 65(2):141-5.

Msall M, Batshaw ML, Suss R, Brusilow SW, Mellits ED. Neurologic outcome in children with inborn errors of urea synthesis. N Engl J Med 1984; 310, 1500–1505.

Muramatsu K, Fukuda A, Togari H, Wada Y, Nishino H. Vulnerability to cerebral hypoxic–ischemic insult in neonatal but not in adult rats is in parallel with disruption of the blood–brain barrier. Stroke 1997; 28(11), 2281–2289.

Murthy CR, Bender AS, Dombro RS, Bai G, Norenberg MD. Elevation of glutathione levels by ammonium ions in primary cultures of rat astrocytes. Neurochem Int 2000; 37(2-3):255-68.

Murthy CR, Rama Rao KV, Bai G, Norenberg MD. Ammonia-induced production of free radicals in primary cultures of rat astrocytes. J Neurosci Res 2001; 15;66(2):282-8.

Navarrete F, Pérez Ortiz JM, Femenía T, García Gutiérrez MS, García Payá ME, Leiva Santana C, Manzanares J. Métodos de evaluación de trastornos cognitivos en modelos animales. Rev Neurol 2008; 47: 137-45.

Nedergaard M, Ransom B, Goldman SA. New roles for astrocytes: redefining the functional architecture of the brain. Trends Neurosci 2003; 26 (10): 523-530.

Noremberg MD. A light and electron microscopic study of experimental portal-systemic ammonia encephalopathy. Progression and reversal of the disorder. Lab Invest 1977; 36(6):618-627.

Noremberg, MD. The Astrocyte in Liver Disease, en Advances in Cellular Neurobiology 1981; 2:303-352. Edited by Sergey Fedoroff & Leiz Hertz. Academic press, New York, London.

Norenberg MD, Jayakumar AR, Rama Rao KV, Panickar KS. New concepts in the mechanism of ammonia-induced astrocyte swelling. Metab Brain Dis 2007; 22(3-4):219-34.

Norenberg MD, Jayakumar AR, Rama Rao KV. Oxidative Stress in the Pathogenesis of Hepatic Encephalopathy. Metab Brain Dis 2004; 19:313-328.

Norenberg MD, Neary JT, Bender AS, Dombro RS. Hepatic encephalopathy: a disorder in glial-neuronal communication. Prog Brain Res 1992; 94:261-269.

Norenberg MD, Rama Rao KV, Jayakumar AR. Signaling factors in the mechanism of ammonia neurotoxicity. Metab Brain Dis 2009; 24(1):103-17.

Norenberg MD, Rao KV. The mitochondrial permeability transition in neurologic disease. Neurochem Int 2007; 50(7-8):983-97.

O'Carroll RE, Hayes PC, Ebmeier KP, Dougall N, Murray C, Best JJ, Bouchier IA, Goodwin GM. Regional cerebral blood flow and cognitive function in patients with chronic liver disease. Lancet 1991; 337(8752):1250-3.

O'Connor JE, Costell M. New roles of carnitine metabolism in ammonia cytotoxicity. Adv Exp Med Biol 1990; 272:183-95.

Ohh M, Park CW, Ivan M, Hoffman MA, Kim TY, Huang LE, Pavletich N, Chau V, Kaelin WG. Ubiquitination of hypoxia-inducible factor requires direct binding to the beta-domain of the von Hippel-Lindau protein. Nat Cell Biol 2000; 2(7):423- 427.

Ong JP, Aggarwal A, Krieger D, Easley KA, Karafa MT, Van Lente F, Arroliga AC, Mullen KD. Correlation between ammonia levels and the severity of hepatic encephalopathy. Am J Med 2003; 15;114(3):188-93.

Onizuka K, Fukuda A, Kunimatsu M, Kumazaki M, Sasaki M, Takaku A, Nishino H. Early cytopathic features in rat ischemia model and reconstruction by neural graft. Exp Neurol 1996; 137:324–332.

Osborne GL, Butler AC. Enduring effects of periadolescent alcohol exposure on passive avoidance performance in rats. Physiol Psychol 1983; 11(3):205-2058.

Palomero-Gallagher N, Zilles K. Neurotransmitter receptor alterations in hepatic encephalopathy: a review. Arch Biochem Biophys 2013; 15;536(2):109-21.

Panickar KS, Jayakumar AR, Rama Rao KV, Norenberg MD. Downregulation of the 18-kDa translocator protein: effects on the ammonia-induced mitochondrial permeability transition and cell swelling in cultured astrocytes. Glia 2007; 55(16):1720-7.

Pasantes Morales H, Franco R, Ordaz B, Ochoa LD. Mechanisms counteracting swelling in brain cells during hyponatremia. Arch Med Res 2002; 33(3):237-44.

Paxinos G, Watson C. The rat brain in stereotaxic coordinates. 2007. Published by Elsevier.

Pearson G, Robinson F, Beers Gibson T, Xu BE, Karandikar M, Berman K, Cobb MH. Mitogen-activated protein (MAP) kinase pathways: regulation and physiological functions. Endocr Rev 2001; 22(2):153-83.

Pomier Layrargues G, Spahr L, Butterworth RF. Increased manganese concentrations in pallidum of cirrhotic patients: cause of magnetic resonance hyperintensity? Lancet 1995; 345,735.

Poordad FF. Review article: the burden of hepatic encephalopathy. Aliment Pharmacol Ther 2007; 25(1):3-9.

Porsolt RD. Behavioral despair, en Antidepressants: Neurochemical, Behavioral, and Clinical Perspectives. 1981. Enna SJ, Malick JB and Richelson E (Eds); pp. 121-139). New York: Raven Press.

Prasad S, Dhiman RK, Duseja A, Chawla YK, Sharma A, Agarwal R. Lactulose improves cognitive functions and health-related quality of life in patients with cirrhosis who have minimal hepatic encephalopathy. Hepatol 2007; 45(3):549-559.

Quero JC, de Brujin I, Hartmann IJC, Schalm SW. Does subclinical HE affect quality of life? Gastroenterol 1995; 108:1151.

Quero JC, Schalm SW. Subclinical Hepatic Encephalopathy. Sem in Liver Dis 1996; 16(3):321-328.

Rama Rao KV, Jayakumar AR, Norenberg MD. Role of oxidative stress in the ammonia-induced mitochondrial permeability transition in cultured astrocytes. Neurochem Int 2005; 47(1-2):31-38.

Rama Rao KV, Norenberg MD. Brain energy metabolism and mitochondrial dysfunction in acute and chronic hepatic encephalopathy. Neurochem Int 2012; 60(7):697-706.

Rama Rao KV, Norenberg MD. Cerebral energy metabolism in hepatic encephalopathy and hyperammonemia. Metab Brain Dis 2001; 16:67-78.

Rama Rao KV, Norenberg MD. Glutamine in the pathogenesis of hepatic encephalopathy: the trojan horse hypothesis revisited. Neurochem Res 2014; 39(3):593-8.

Rama Rao KV, Reddy PV, Hazell AS, Norenberg MD. Manganese induces cell swelling in cultured astrocytes. Neurotoxicology 2007; 28(4):807-12.

Reeves RH, Yao J, Crowley MR, Buck S, Zhang X, Yarowsky P, Gearhart JD, Hilt DC. Astrocytosis and axonal proliferation in the hippocampus of S100b transgenic mice. Proc Natl Acad Sci 1994; 91:5359–5363.

Reynolds ES. The use of lead citrate at high pH as an electron-opaque stain in electron microscopy. J Cell Biol 1963; 17:208-12.

Ridet JL, Malhotra SK, Privat A, Gage FH. Reactive astrocytes: cellular and molecular cues to biological function. Trends Neurosci 1997; 20: 570-577.

Rodrigo R, Cauli O, Gomez Pinedo U, Agusti A, Hernandez Rabaza V, Garcia Verdugo JM, Felipo V. Hyperammonemia induces neuroinflammation that contributes to cognitive impairment in rats with hepatic encephalopathy. Gastroenterology 2010; 139(2):675-84.

Romay S. Interpretación Clínica, en Encefalopatía Hepática. 2012. Editorial Verlag. AV Akademikerverlag GmbH & Co. KG, Deutschland. ISBN 978-3-659-04031-3.

Romero Gómez M, Córdoba J, Jover R, del Olmo JA, Ramírez M, Rey R, de Madaria E, Montoliu C, Nuñez D, Flavia M, Compañy L, Rodrigo JM, Felipo V. Value of the critical flicker frequency in patients with minimal hepatic encephalopathy. Hepatol 2007; 45(4):879-885.

Romero-Gómez M, Boza F, García-Valdecasas MS, García E, Aguilar-Reina J. Subclinical hepatic encephalopathy predicts the development of overt hepatic encephalopathy. Am J Gastroenterol 2001; 96(9):2718-23.

Rose C, Butterworth RF, Zayed J, Normandin L, Todd K, Michalak A, Sphar L, Huet PM, and Pomier- Layrargues G. Manganese deposition in basal ganglia structures results from both portal-systemic shunting and liver dysfunction. Gastroenterology 1999; 117(3):640-644.

Rose C, Kresse W, Kettenmann H. Acute insult of ammonia leads to calcium-dependent glutamate release from cultured astrocytes, an effect of pH. J Biol Chem 2005; 280(22):20937-44.

Roselló DM, Balestrasse K, Coll C, Coll S, Tallis S, Gurni A, Tomaro ML, Lemberg A, Perazzo JC. Oxidative stress and hippocampus in a low-grade hepatic encephalopathy model: protective effects of curcumin. Hepatol Res 2008; 38(11):1148-53.

Santamaria Kisiel L, Rintala-Dempsey AC, Shaw GS. Calcium-dependent and independent interactions of the S100 protein family. Biochem J 2006; 396: 201-214.

Schäfer K, Pittner PM, Lütcke A, Wehr M, Bode JC. Assessment of the course of chronic hepatic encephalopathy. Comparison of various measurements with special reference to the trail-making test. Dtsch Med Wochenschr 1981; 10;106(28):904-9.

Schomerus H, Hamster W, Blunck H, Reinhard U, Mayer K, Dölle W. Latent portasystemic encephalopathy. I. Nature of cerebral functional defects and their effect on fitness to drive. Dig Dis Sci 1981; 26(7):622-630.

Scorticati C, Prestifilippo JP, Murer G, Lemberg A, Perazzo JC. Functional alterations in central nervous system of prehepatic portal hypertensive rats. Medicina 2001; 61;5, 2:673-675.

Sekhon LH, Morgan MK, Spence I. Normal perfusion pressure breakthrough: the role of capillaries. J Neurosurg 1997; 86(3):519-24.

Semenza GL, Nejfelt MK, Chi SM, Antonarakis SE. Hypoxia-inducible nuclear factors bind to an enhancer element located 3' to the human erythropoietin gene. Proc Natl Acad Sci 1991; 88(13):5680-5684.

Semenza GL. HIF-1: mediator of physiological and pathophysiological responses to hypoxia. J Appl Physiol 2000; 88(4):1474-1480.

Semenza GL. Regulation of oxygen homeostasis by hypoxia-inducible factor 1. Physiol 2009; 24:97-106.

Shawcross D, Jalan R. The pathophysiologic basis of hepatic encephalopathy: central role for ammonia and inflammation. Cell Mol Life Sci 2005; 62(19-20):2295-304.

Sherlock S, Dooley J. Enfermedades del hígado y vías biliares. Novena edición. Madrid-España. 1996. pp 322-356.

Sherlock S, Summerskill WH, White LP, Phear EA. Portal-systemic encephalopathy; neurological complications of liver disease. Lancet 1954; 267(6836):454-7.

Sikuler E, Kravetz D, Groszmann RJ. Evolution of portal hypertension and mechanisms involved in its maintenance in a rat model. Am J Physiol 1985; 248: G618-G625.

Sinke AP, Jayakumar AR, Panickar KS, Moriyama M, Reddy PVB, Norenberg MD. NFκB in the Mechanism of Ammonia-Induced Astrocyte Swelling in Culture. J Neurochem 2008; 106(6): 2302–2311.

Spahr L, Butterworth RF, Fontaine S, Bui L, Therrien G, Milette PC, Lebrun LH, Zayed J, Leblanc A, Pomier-Layrargues G. Increased blood manganese in cirrhotic patients: relationship to pallidal magnetic resonance signal hyperintensity and neurological symptoms. Hepatology 1996; 24(5):1116-1120.

Summerskill WH, Davidson EA, Sherlock S, Steiner RE. The neuropsychiatric syndrome associated with hepatic cirrhosis and an extensive portal collateral circulation. Q J Med 1956; 25(98):245-66.

Tagliaferro P, Duhalde Vega M, Evrard SG, Ramos AJ, Brusco A. Alcohol exposure during adulthood induces neuronal and astroglial alterations in the hippocampal CA-1 area. Ann NY Acad Sci 2002; 965:334–342.

Tagliaferro P, Ramos AJ, López EM, Pecci Saavedra J, Brusco A. Neural and astroglial effects of a chronic parachlorophenylalanine-induced serotonin synthesis inhibition. Mol Chem Neuropathol 1997; 32:195–211.

Tallis J. Metodología diagnóstica en la disfunción cerebral minima. Enfoque neuropsicológico. 1982. Ed. Paidós. Buenos Aires, Argentina.

Tanimoto K, Makino Y, Pereira T, Poellinger L. Mechanism of regulation of the hypoxia-inducible factor-1 alpha by the von Hippel-Lindau tumor suppressor protein. EMBO J 2000; 19(16):4298-4309.

Timmermann L, Butz M, Gross J, Kircheis G, Häussinger D, Schnitzler ANeural synchronization in hepatic encephalopathy. Metab Brain Dis 2005; 20(4):337- 46.

Timmermann L, Gross J, Butz M, Kircheis G, Häussinger D, Schnitzler A. Mini-asterixis in hepatic encephalopathy induced by pathologic thalamo-motor-cortical coupling. Neurology 2003; 9;61(5):689-92.

Timmermann L, Gross J, Kircheis G, Häussinger D, Schnitzler A. Cortical origin of mini-asterixis in hepatic encephalopathy. Neurology 2002; 22;58(2):295-8.

Tuchman M, Plante RJ, García Pérez MA, Rubio V. Relative frequency of mutations causing ornithine transcarbamylase deficiency in 78 families. Human Genetics 1996; 97(3):274-276.

Velissaris D, Karanikolas M, Kalogeropoulos A, Solomou E, Polychronopoulos P, Thomopoulos K, Labropoulou-Karatza C. Pituitary hormone circadian rhythm alterations in cirrhosis patients with subclinical hepatic encephalopathy. World J Gastroenterol 2008; 14;14(26):4190-5.

Villalobos V, Bonilla E, Castellano A, Novo E, Caspersen R, Giraldoth D, Medina-Leendertz S. Ultrastructural changes of the olfactory bulb in manganese-treated mice. Biocell 2009; 33(3):187-97.

Vorobioff J, Bredfeldt JE, Groszmann RJ. Hyperdynamic circulation in portal-hypertensive rat model: a primary factor for maintenance of chronic portal hypertension. Am J Physiol 1983; 244(1):52-57.

Wang GL, Jiang BH, Rue EA, Semenza GL. Hypoxia-inducible factor 1 is a basichelix-loop-helix-PAS heterodimer regulated by cellular O2 tension. Proc Natl Acad Sci 1995; 92(12):5510-5514.

Wartenberg M, Ling FC, Müschen M. et al. Regulation of the multidrug resistance transporter P- glycoprotein in multicelular tumor spheroids by hypoxia-inducible factor (HIF-1) and reactive oxygen species. FASEB J 2003; 17(3):503–505.

Watanabe A. Cerebral changes in hepatic encephalopathy.J Gastroenterol Hepatol 1998; 13(7):752-760.

Weinberger SB, Koob GF, Martínez JL Jr. Differences in one-way active avoidance learning in mice of three inbred strains. Behav Genet 1992; 22: 177-88.

Weissenborn K, Ennen JC, Rückert N, Hecker H. Neuro-psychological characterization of hepatic encephalopathy. J Hepatol 2001; 34:768-773.

Wen, Zhang, Xia, Yang, y Chen. Stability of a rat model of prehepatic portal hypertension caused by partial ligation of the portal vein. World J Gastroenterol 2009; 15(32): 4049–4054.

White AM, Swartzwelder HS. Hippocampal function during adolescence: a unique target for ethanol effects. Ann NY Acad Sci 2004; 1021: 206-220.

Wijsman JH, Jonker RR, Keijzer R, Van De Velde CJH, Cornelisse CJ, Van Dierendock JH. A new method to detect apoptosis in paraffin sections. In situ end-labeling of fragmented DNA. J Histochem Cytochem 1993; 41:7–12.

Witte CL, Tobin GR, Clark DS, Witte MH. Relationship of splanchnic blood flow and portal venous resistance to elevated portal pressure in the dog. Gut 1976; 17:122-126.

Yen CL, Liaw YF. Somatosensory evoked potentials and number connection test in the detection of subclinical hepatic encephalopathy. Hepatogastroenterol 1990; 37(3):332-334.

Yonetani T. Cytochrome oxidase: beef heart. Methods Enzymol 1967; 10:332–335.

Yuan Y, Hilliard G, Ferguson T, Millhorn DE. Cobalt inhibits the interaction between hypoxia-inducible factor-alpha and von Hippel-Lindau protein by direct binding to hypoxia-inducible factor-alpha. J Biol Chem 2003; 278(18):15911- 15916.

Zhang S, Zhou Z, Fu J. Effect of manganese chloride exposure on liver and brain mitochondria function in rats. Environ Res 2003; 93(2):149-57.

Zieve L, Doizaki, WM, Zieve, F. Synergism between mercaptans and ammonia or fatty acids in the production of coma: a possible role for mercaptans in the pathogenesis of hepatic coma. J Lab Clin Med 1974; 83, 16–28.

Zoratti M, Szabò I. The mitochondrial permeability transition. Biochim Biophys 1995; 17;1241(2):139-76.

FSC
www.fsc.org
MIX
Papier | Fördert gute Waldnutzung
FSC® C083411

Kolibri 360 GmbH
Ferdinand-Jühlke-Straße 7
99095 Erfurt, Deutschland
produktsicherheit@kolibri360.de

Druck:
CPI Druckdienstleistungen GmbH
im Auftrag der
Kolibri 360 GmbH
Ferdinand-Jühlke-Str. 7
99095 Erfurt